Friedrich Wilhelm Böcker

Die Vergiftungen in forensischer und klinischer Beziehung

Literaricon

Friedrich Wilhelm Böcker

Die Vergiftungen in forensischer und klinischer Beziehung *ISBN/EAN: 9783956976865*

Auflage: 1

Erscheinungsjahr: 2015

Erscheinungsort: Treuchtlingen, Deutschland

Literaricon Verlag Inhaber Roswitha Werdin, Uhlbergstr. 18, 91757 Treuchtlingen

www.literaricon.de

Literaricon

Die Vergiftungen

in

forensischer und klinischer Beziehung

dargestellt von

Dr. Friedrich Wilhelm Böcker,
Kreis-Physikus und Privatdocenten der Medicin an der Universität zu Bonn, etc.

Mit in den Text gedruckten Holzschnitten.

Iserlohn.
Verlag von Julius Bädeker.
1857.

Dem würdigen Manne

Herrn

Dr. Merrem

Königlich Preussischem Geheimen- Regierungs- und Medicinal-Rathe, Ritter des rothen Adlerordens dritter Klasse etc. etc.

in Cöln

aus aufrichtigster Hochachtung und innigster Verehrung

gewidmet

vom Verfasser.

Vorrede.

Dem Wunsche des Herrn Verlegers meines Lehrbuchs der gerichtlichen Medicin, aus diesem einen Separatabdruck der Lehre von den Vergiftungen erscheinen zu lassen, und demselben die Prognose nebst der Behandlung der Vergiftungen zuzufügen, bin ich gern entgegengekommen. Der Grund, weshalb Herr Bädeker einen Separatabdruck zu machen beabsichtigte, ist darin zu suchen, dass die öffentliche Kritik über die erste Auflage meines Lehrbuchs der gerichtlichen Medicin anerkannte, dass gerade die Lehre von den Vergiftungen sehr sorgfältig bearbeitet war. Eine Vergleichung der ersten und zweiten Auflage meines Lehrbuchs der gerichtlichen Medicin wird zeigen, dass ich den toxikologischen Theil mit noch grösserer Sorgfalt durchgesehen und verbessert habe. —

Da man seit Jahren gewohnt ist, von mir selbstständige, aus eignen und neuen Untersuchungen hervorgehende Arbeiten zu sehen, so wird man es seltsam finden, dass ich nun mit einem compilatorischen Werkchen hervortrete. Es wird an Leuten nicht fehlen, die mir unedle Beweggründe unterzuschieben geneigt sind, und halte ich es deshalb für Pflicht, diesen gegenüber meine Motive anzugeben.

Dass dieses Lehrbuch der Vergiftungen manche neue Auffassungen enthält, wird der, welcher sich die Mühe nimmt es durchzulesen, bald finden. —

Eine so schwierige Lehre, wie die von den Vergiftungen, ganz neu gestalten zu wollen, wäre Vermessenheit, es reichen dazu die Kräfte eines Einzelnen nicht aus. Dass namentlich ein so kleiner Physikatsbezirk, wie der meinige, nur höchst selten Gelegenheit bietet, Vergiftungen an Menschen zu beobachten, brauche ich hier nicht weiter auszuführen. Dass Versuche mit Giften an Thieren über die Wirkung der Gifte bei Menschen keinen genügenden Aufschluss geben, steht bei mir fest. Als Beispiel führe ich an, dass durch die Colchikumpräparate bei Thieren, z. B. Hunden, gewöhnlich Darmentzündung entsteht. Ich habe die Literatur über dieses Mittel genau durchforscht, und gefunden, dass in den bekannten 26 Fällen bei Menschen nur ein einziges Mal eine so unbedeutende Darmentzündung beobachtet wurde, dass man von dieser den Tod sicherlich nicht ableiten durfte. Ich war also, wollte ich anders etwas Brauchbares geben, darauf beschränkt, nach der vorhandenen Ueberlieferung die Vergiftungserscheinungen bei Menschen und die dagegen empfohlene Behandlung anzuführen. —

Es fehlt nicht an Werken, welche diese Aufgabe so vollständig, wie nur immer möglich, erfüllt haben. Ich nenne nur das bekannte Werk von Falck in dem 2. Bande des Handbuches der speciellen Pathologie und Therapie von R. Virchow. Ich glaube nicht, dass in nächster Zeit eine ausführlichere Arbeit der Art wird geliefert werden.

Die Aufgabe, welche sich Falck gestellt hatte, ist aber eine ganz andere, als die von mir zu erfüllende.

Ich beabsichtige dem Arzt, sei er praktischer Heilkünstler oder Gerichtsarzt, eine kurze, übersichtliche, und für den praktischen Gebrauch genügende Anleitung zur Erkenntniss (Ausmittelung) und Behandlung der meistens vorkommenden Vergiftungen zu geben. Falck's Werk erspart dem Besitzer eine ganze toxikologische Bibliothek zum Nachschlagen in etwa vorkommenden Fällen, und bietet dem Fachmanne die einschlägige Literatur. Die wenigen von mir gelieferten Bogen soll der angehende Arzt seinem Gedächtnisse einprägen, um darnach eine stattgehabte Vergiftung bald erkennen, ausmitteln und behandeln zu können. Dem ältern Arzte sollen sie zur schnellen und leichten Wiederholung dienen. Auch der Pharmaceut, der nur selten in die Lage kommt, eine gerichtliche Ausmittelung der Vergiftungen vorzunehmen, findet in meinem Werkchen die besten, von den bewährtesten Chemikern geprüften und neuesten Methoden der Ausmittelung der Vergiftungen. Für ihn wird die beigefügte Symptomatik der Vergiftungen kein unnützes Beiwerk sein, da er sieht, wie stark viele Stoffe wirken, die in der Pharmakopoee nicht als Gifte aufgeführt sind.

Was nun die Symptomatik und den Leichenbefund der Vergiftungen anbetrifft, so habe ich das Bild der Vergiftungen so genau entworfen, als es in kleinem Rahmen nur immer möglich ist. Diese Bilder sind den angegebenen Schriftstellern entnommen. Wie hoch ich auch die Bürgschaft eines Falck, Oesterlen, Orfila etc. achte, so beruhigte ich mich bei ihnen doch nicht, und ging auch auf die Quellen zurück, aus welchen sie schöpften. Ueberzeugte ich mich von ihrer Zuverlässigkeit, so habe ich keinen Anstand genommen, Vieles aus den genannten Autoren wörtlich aufzunehmen, und ihnen das Verdienst der genauen Forschung nicht zu rauben. Es ist ein Leichtes, durch neue Wendungen im Ausdruck der Darstellung eine ganz neue Färbung zu geben, und dadurch den Leser, namentlich aber den Recensenten zu täuschen. Solche Kunstgriffe verachte ich. Dagegen erachte ich es bei Verfolgung eines rein praktischen Lehrzweckes für ein Verdienst, Manches kürzer und übersichtlicher zu geben, sofern die Genauigkeit des Symptomenbildes nicht darunter leidet. Es ist ja eben nur der Zweck, es in jedem vorkommenden Falle kenntlich zu machen. Bei den häufiger vorkommenden Vergiftungen, z. B. den durch Arsenik, Kupfer, Blei, habe ich trotz der Raumbeschränkung eine grössere Ausführlichkeit nicht gescheut; denn mein Zweck war, ich wiederhole es, ein rein praktischer, und aus diesem Gesichtspunkte wolle man meine Arbeit beurtheilen. Die zu kurzen Uebersichten lassen zu leicht im Stich, und sind für den raschen praktischen Gebrauch eben so nutzlos, als bogenlange, bis ins Feinste ausgeführte Symptomenbilder.

Die chemische Ausmittelung der Vergiftungen bildet eigentlich einen Theil der Diagnose. Auch bei zufälligen, nicht zur Cognition der Gerichte kommenden Vergiftungen, kann es dem praktischen Arzte wünschenswerth erscheinen, in den übriggebliebenen Speisen und in den Ausleerungen der muthmaasslich Vergifteten die An- oder Abwesenheit des Giftes nachzuweisen, um zur Diagnose zu kommen. Für den Arzt, der weder Zeit noch Lust hat, die verschiedenen Ausmittelungsmethoden in grössern chemischen Werken aufzusuchen, habe ich nicht allein die von den bedeutendsten Chemikern bewährten und geprüften, sondern auch die in den meisten Fällen anwendbaren Methoden zusammengestellt, und mich, wo möglich auf eine beschränkt. Dabei erstrebte ich eine, auch dem Nichtchemiker fassliche Darstellung.

In der Prognose habe ich nur allgemeine Grundsätze angegeben, und mich auf Specialitäten deshalb nicht eingelassen, weil die Prognose in jedem einzelnen Falle von zu vielen Zufälligkeiten abhängig ist, als dass sie alle berücksichtigt werden konnten. Wenn irgendwo, so glaubte ich hier Raum ersparen zu dürfen.

Auch die Behandlung der Vergiftungen habe ich auf möglichst kleinen Raum zusammenzudrängen gesucht, mich aber dadurch der Gefahr einer unmotivirten Kritik ausgesetzt. Der Eine wird mehr verlangen, als er hier findet, und fordern, dass ich jeden Vorschlag, der bisher zur Heilung der Vergiftungen gemacht worden ist, und dem man angeblich das Siegel der Erfahrung aufdrückte, mit aufgenommen habe; der Andere wird Anstoss daran nehmen, dass ich Vieles anführte, dessen Unhaltbarkeit schon nachgewiesen wurde. Ich fühle sehr wohl, dass es unmöglich ist, Jedem zu genügen.

Schon die Anführung aller von mir benutzten Werke würde dem kleinen Werkchen zu vielen Raum gekostet haben. Ich habe mich indess nicht mit fremden Federn schmücken wollen, sondern überall wenigstens die Namen der Autoren angegeben, welche gewisse Behandlungsmethoden der Vergiftungen empfohlen haben. Nicht immer, ja ich muss gestehen, nur sehr selten wurde ich von der Richtigkeit und Nützlichkeit ihrer Behandlung überzeugt, da ich sehr oft fand, dass sie von unrichtigen, namentlich von missverstandenen chemischen Principien ausgingen. Wo es mit kurzen Worten anging, habe ich dies bei den einzelnen Giften auseinander gesetzt, an andern Stellen aber einfach hinzugefügt, dass die Mittheilungen der Autoren bei mir die Ueberzeugung der Nützlichkeit ihrer vorgeschlagenen Behandlung nicht hervorgebracht hätten. Diese meine Versicherung wird vielleicht Manchem oberflächlich erscheinen, namentlich deshalb, weil sie zu sehr nach der Vielen verhassten Skepsis riecht. Die dem Werkchen gesteckten engen Grenzen erlaubten mir kein tieferes und ausführliches kritisches Eingehen, und da ich in vielen andern, namentlich in pharmakologischen Arbeiten gezeigt habe und noch zeigen werde, dass ich eine berechtigte Skepsis übe, so glaube ich manchem Leser, der nicht in der Lage ist, die toxikologischen Quellen vergleichen zu können, auch mit meinem subjektiven, durch den Raum beschränkten, Urtheile einen Dienst zu erweisen. Da ich mir durch frühere pharmakologische Untersuchungen über die Wirkungen einzelner Gifte, z. B. des Alkohols, des Quecksilbersublimats, des Brechweinsteins, des Opiums, der Belladonna, des Colchikums ein selbstständiges Urtheil erworben, und durch die Bearbeitung der Pharmakologie die pharmakodynamischen Beziehungen vieler Gifte und Gegengifte zum Organismus näher kennen gelernt habe, so hielt ich mich für berechtigt, das so gewonnene kritische Material für die Toxikologie zu verwerthen. —

Wer die Quellen der Therapie der Vergiftungen aufgesucht hat, wird wissen, dass viele Antidota und viele Behandlungsmethoden deshalb als heilsame gepriesen wurden, weil die meisten Toxikologen Thieren, denen sie Gifte beigebracht hatten, gewisse Gegenmittel gaben, und aus dem nicht erfolgten Tode schlossen, dass sie durch das dargereichte Mittel am Leben erhalten worden seien. Die Zahl der vergleichenden Versuche war meistens so klein, die Bedingungen, unter welchen die Experimente angestellt wurden, waren gewöhnlich so verschieden, dass auch kaum ein Schatten des Beweises für jene hypothetische Annahme existirt, abgesehen davon, dass die Menschen vielfach anders, als Thiere sich gegen manche Gifte verhalten. Aus diesem Grunde habe ich gar oft die Ueberzeugung von der Vortrefflichkeit gepriesener Heilmethoden nicht gewinnen können. So lange der Beweis für ihre Zuverlässigkeit nicht geliefert, so lange nicht nachgewiesen ist, dass Gegenmittel (Arzneien) besser wirken, als die einfache diätetische Behandlung, so lange ist es Pflicht des Schriftstellers ihren Nutzen zu bezweifeln. Ich habe nicht die

Aufgabe, einen Gegenbeweis gegen ihren Nutzen zu liefern; wer heilsame Erfolge rühmt, muss diese beweisen.

So viel von den Beweggründen, weshalb ich die Lehre von den Vergiftungen zum Theil als Separatabdruck aus meinem „Lehrbuche der gerichtlichen Medicin," nebst der Prognose und Behandlung derselben erscheinen liess. Der Kundige wird entscheiden, ob ich durch Kürze, Uebersichtlichkeit der Darstellung, und kritische Sichtung des Materials Nutzen geschafft habe, auch ohne viel Neues, sondern nur Bekanntes zu geben. —

Bonn 1857, an Raphael's Geburtstage.

Böcker.

Inhaltsverzeichniss.

I. Allgemeiner Theil.

II. Specieller Theil.

A. Diagnose der Vergiftungen.

I. Allgemeiner Theil.

Die Gifte sind Lebensbedingungen, insofern sie sämmtlich unter gewissen Umständen bei Krankheiten die Bedingung zur längern Fortführung des Lebens werden können. Alle Lebensbedingungen können zu Todesbedingungen werden.

§. 1. Strafgesetzliche Bestimmungen.

a. Preussen.

§. 197. Wer vorsätzlich einem Andern Gift, oder andere Stoffe beibringt, welche die Gesundheit zu zerstören geeignet sind, wird mit Zuchthaus bis zu 10 Jahren bestraft.

Hat die Handlung eine schwere Körperverletzung (§. 193) zur Folge gehabt, so besteht die Strafe in Zuchthaus von 10 bis zu 20 Jahren.

Hat die Handlung den Tod zur Folge gehabt, so tritt lebenslängliche Zuchthausstrafe ein.

Diese Bestimmungen berühren nicht den Fall, wo der Thäter die Absicht zu tödten hatte.

§. 304. Wer vorsätzlich Brunnen oder Wasserbehälter, welche zum Gebrauche Anderer dienen, oder Waaren, welche zum öffentlichen Verkaufe oder Verbrauche bestimmt sind, vergiftet, oder denselben Stoffe beimischt, von denen ihm bekannt ist, dass sie die menschliche Gesundheit zu zerstören geeignet sind, ingleichen, wer solche vergiftete oder mit gefährlichen Stoffen vermischte Sachen wissentlich und mit Verschweigung dieser Eigenschaft verkauft oder feilhält, wird mit Zuchthaus von 5 bis 15 Jahren bestraft.

Hat in Folge der Handlung ein Mensch das Leben verloren, so tritt die Todesstrafe ein.

Liegt der Handlung Fahrlässigkeit zu Grunde, und ist dadurch ein Schaden entstanden, so ist auf Gefängniss bis zu 6 Monaten, und wenn in Folge der Handlung ein Mensch das Leben verloren hat, auf Gefängniss von 2 Monaten bis zu 2 Jahren zu erkennen.

b. Oesterreich.

Das St.-G.-B. bezeichnet in §. 135. als Arten des Mordes:

1. „Meuchelmord, welcher durch Gift, oder sonst tückischer Weise geschieht“, und bestimmt in den folgenden Paragraphen die Strafe. Weitere Bestimmungen über den Giftmord, oder eine Definition des Ausdrucks „Gift“ finden sich im österreich. Strafgesetzbuche nicht.

c. Baiern. Oldenburg.

Die Todesstrafe ist zu schärfen, wenn durch Gift die Tödtung vollbracht worden ist (Art. 147.). Wenn Jemand einem Andern Gift in einer, demselben lebensgefährlichen, Quantität beigebracht hat und hierauf der Vergiftete gestorben ist, so ist jener als Urheber des Giftmordes zu betrachten, wofern nicht zuverlässig eine andere nähere Ursache des erfolgten Todes ausgemittelt werden kann (Art. 148. Thl. I.). Wer in rechtswidriger Absicht einem Andern Gift beigebracht hat, woran dieser gestorben ist, wird mit der Entschuldigung nicht gehört, dass seine Absicht nicht auf Tödtung, sondern nur auf Hervorbringung einer Beschädigung gerichtet gewesen sei (Art. 149. Thl. I.).

d. Würtemberg.

Vergiftung: Wer einem Andern wissentlich Gift oder andere Substanzen, die auf gleiche Art den Tod bewirken können, beigebracht und hierdurch den Tod desselben verursacht hat, soll zur Todesstrafe verurtheilt werden, wenn seine Absicht nicht auf Tödtung, sondern nur auf Beschädigung gerichtet war (Art. 240.). Wer in der Absicht einen Andern zu tödten, oder an der Gesundheit zu beschädigen, Gift oder andere Substanzen, welche auf gleiche Art den Tod bewirken können, sich anschafft oder zubereitet, erleidet Arbeitshaus nicht unter einem Jahre (Art. 242.).

e. Braunschweig. Detmold.

Mord. Ist der Mord verübt um zu rauben, um Lohn, auf heimtückische Weise durch Gift oder Brand mit Peinigung des Entleibten, von mehreren vertragsmässigen Theilnehmern, oder an Angehörigen des Thäters (§ 73.), so können die Gerichte von der ihnen §. 62 ertheilten Ermächtigung nicht Gebrauch machen (§. 145.).

Wer in mörderischer Absicht mit Waffen auflauert, oder Gifte, oder durch Explosion tödtende Stoffe anschafft oder zubereitet, erleidet Zwangsarbeit nicht unter einem Jahre (§. 151.)

f. Hannover.

Einem Mörder gleich soll Derjenige bestraft werden, welcher einem Andern Gift, oder sonstige lebensgefährliche Substanzen, nur in der auf Beschädigung, nicht auf den Tod des Vergifteten gerichteten Absicht, beigebracht und dessen Tod dadurch bewirkt hat. — Lebenswierige Kettenstrafe findet statt, wenn zwar der Tod nicht erfolgte, jedoch das Gift in tödtlicher Absicht gegeben, und dadurch ein bleibender bedeutender Schaden an der Gesundheit zugefügt worden. Jedoch kann bis zu einer zehnjährigen Kettenstrafe herunter gegangen werden, wenn in dem ersten Falle es erwiesen ist, dass die Absicht nur auf eine unbedeutende Beschädigung gerichtet gewesen ist, und wenn in dem letzten Falle der zugefügte Schaden nicht bedeutend und nicht bleibend war (Art. 228.).

Ausgezeichneter Mord. Geschärfte Todesstrafe findet statt: IV. wenn der Ermordete mit ausgesuchten Martern getödtet und V. wenn Jemandem in tödtlicher Absicht Gift oder eine andere lebensgefährliche Substanz beigebracht und dadurch dessen Tod bewirkt ist (Art. 229.).

g. Hessen.

Wer einem Andern Gift, oder andere Substanzen, von denen ihm bekannt war, dass sie wie Gift den Tod bewirken können, beigebracht und dadurch den Tod desselben verursacht hat, wird mit dem Tode bestraft, sollte auch seine Absicht nicht auf Tödtung, sondern nur auf Beschädigung gerichtet gewesen sein. — War die Absicht nicht auf Tödtung, sondern nur auf Beschädigung gerichtet, und treten strafmindernde Umstände hinzu, so kann statt auf Todesstrafe auf lebenslängliches Zuchthaus erkannt werden (Art. 276.).

h. Baden.

Wer einem Andern wissentlich Gift oder andere Stoffe, von denen ihm bekannt war, dass sie wie Gift den Tod bewirken können, mit dem bestimmten Vorsatz, ihn zu tödten oder an der Gesundheit zu beschädigen, heimlich beigebracht hat, wird 1) im Falle einer eingetretenen Tödtung mit dem Tode bestraft; 2) im Falle einer eingetretenen andern Beschädigung, mit lebenslänglichem oder zeitlichem Zuchthaus; 3) ausserdem mit Zuchthaus bis zu zehn Jahren. — Wurde die That mit dem bestimmten Vorsatz verübt, den Andern zu tödten, so wird der Schuldige im Falle Nr. 2 mit lebenslänglichem oder zeitlichem Zuchthaus nicht unter zehn Jahren, und im Falle Nr. 3, insofern nicht die Anwendung des §. 114 eine höhere Strafe zur Folge hat, mit Zuchthaus nicht unter sechs Jahren bestraft (§. 243.). Wer ohne Absicht zu tödten, jedoch mit der Absicht zu beschädigen, einem Andern wissentlich Gift oder andere Stoffe, von denen ihm bekannt war, dass sie wie Gifte den Tod bewirken können, heimlich beigebracht hat, soll mit Zuchthaus bis zu 12 Jahren bestraft werden, und wenn dadurch der Tod des Andern, oder eine Verletzung der in §. 225 Nr. 1 bezeichneten Art verursacht wurde, mit lebenslänglichem oder zeitlichem Zuchthaus nicht unter 8 Jahren. Wurde jedoch keine, oder nur eine unbedeutende Verletzung verursacht, so ist der Richter ermächtigt, auf Arbeitsstrafe herabzugehen (§. 244.).

i. Weimar-Eisenach. Meiningen. Coburg-Gotha. Anhalt-Dessau und Köthen, Rudolstadt, Sondershausen, Reuss.

Wer in mörderischer Absicht mit Waffen auflauert, oder in solcher Absicht Gifte oder andere tödtende Stoffe anschafft oder zubereitet, oder einen Andern zur Ausführung eines Mordes durch Anbietung einer Belohnung zu verleiten sucht, erwirkt Arbeitshaus bis zu sechs Jahren (Art. 122.).

Anmerkung. Der Herr Geheimerath Professor Dr. Mittermaier hat in Goltdammer's Archiv für preussisches Strafrecht Bd. IV, Heft 4. S. 433 etc. eine ausgezeichnete Arbeit „über das Verbrechen der Vergiftung" veröffentlicht und mit vielen Gründen nachgewiesen, dass die obigen gesetzlichen Bestimmungen über die Vergiftungen nicht allein höchst mangelhaft und überflüssig sind, sondern auch grösstentheils den richtigen Principien der Rechtspflege schnurstracks widersprechen.

An dieser Stelle ist es nicht meine Aufgabe die bestehenden Gesetze zu kritisiren. Ich überlasse die Kritik derselben den Rechtsgelehrten, und beschränke mich darauf, zu lehren, wie die aus den bestehenden Gesetzen folgenden Aufgaben am zweckmässigsten erfüllt werden.

Aehnliche Bestimmungen, wie der §. 304 des preuss. St.-G.-B.'s enthalten die Strafgesetzbücher von Oesterreich §. 398, Baiern, Oldenburg Thl. I. Art. 150. Sachsen, Altenburg Art. 179 u. 182, Würtemberg Art. 270 u. 389, Braunschweig, Detmold §. 152, 162 u. §. 210, Hannover Art. 190 u. 191, Hessen Art. 277, 279 u. 280, Baden §. 246, 247, 248, 249 u. 250, Weimar-Eisenach etc. Art. 171.

Da diese gesetzlichen Bestimmungen theils mit der des preussischen St.-G.-B.'s fast wörtlich übereinstimmen, theils keine andere, neue Aufgabe, als die oben über den Giftmord handelnden Gesetzesstellen der deutschen Staaten für den Arzt begründen, so habe ich sie hier nicht speciell aufgeführt. —

§. 2. Ueber den Begriff des Giftes.

Man hat viele Versuche gemacht, den Begriff „Gift" zu definiren, und festzustellen, was ein Gift ist; inzwischen mussten alle diese Definitionen misslingen, weil es keine Substanz gibt, die ein Gift **ist**, wohl aber gewisse Stoffe unter gewissen Bedingungen und Umständen zu Giften **werden**. Sollte die Rechtspflege eine Definition des „Giftes" bedürfen, so mögen sich die Rechtsgelehrten eine solche zurecht machen; der Arzt hat dem Richter zu erklären, dass es vom medicinisch-naturhistorischen Standpunkte aus unthunlich sei, gewisse Substanzen als solche zu bezeichnen, die unter allen Umständen der menschlichen Gesundheit nachtheilig seien.

Ich unternehme eine Definition des Ausdrucks „Gift" hier um so weniger, da derselbe im Strafgesetzbuch steht, also an dieser Stelle ein Rechtsbegriff ist, zu dessen Auslegung ich den Arzt nie und nimmer für berechtigt halte. Kein Gesetzbuch gibt von „Gift" eine Definition, und es scheint, dass die Gesetzgeber sich dem gewöhnlichen, gemeinen, unbestimmten Sprachgebrauche angeschlossen haben, und somit stillschweigend auf eine wissenschaftliche Definition des Ausdrucks „Gift" verzichten.

Es ist in der That unmöglich eine wissenschaftliche Definition des Ausdrucks „Gift" zu geben. Alle bis jetzt gegebenen Definitionen sind ohne irgend eine Ausnahme unvollständig und unlogisch. Ich erinnere hier nur an das erste Erforderniss einer richtigen logischen Definition. Diese soll den Begriff so feststellen, dass er von allen übrigen scharf unterschieden werden kann, sie soll die Merkmale so genau angeben, dass Verwechslungen mit andern Begriffen nicht vorkommen können. Das Definirte soll nur das Bestimmte, und nicht zugleich ein Anderes sein können. Eine Definition soll also klar und bestimmt sein.

Alle sogenannten Gifte sind zugleich Arzneien, also solche Körper, welche geeignet sind, das Leben und die Gesundheit des Menschen zu erhalten, oder letztere wieder herzustellen; alle Gifte können dem Menschen in gewissen Quantitäten, unbeschadet seiner Gesundheit, gegeben werden; und somit ist keine Definition im Stande gewisse Stoffe als Gifte zu bezeichnen, die von andern, sogenannten Arzneien etc. streng geschieden werden können. Zwischen Arzneien und Giften gibt es keine Grenzen, da (dem gemeinen Sprachgebrauche nach) Arzneien zugleich Gifte sind. Eine Definition soll die Grenzen feststecken; wo keine Grenzen sind, wo keine Grenzen möglich sind, da ist selbstredend eine Definition unmöglich. —

Wenn ich hier an die ersten Regeln der Logik erinnere, so geschieht das, um den fruchtlosen Versuchen, immer neüe Definitionen von Gift aufzustellen, für immer ein Ende zu machen.

Es ist die Aufgabe des Arztes, dem Richter nachzuweisen und anschaulich zu machen, unter welchen Umständen eine Substanz zum Gifte, d. h. zur Bedingung des Todes oder der Gesundheitsbeschädigung geworden ist. Das Amygdalin z. B., eine stickstoffhaltige Substanz der bittern Mandeln, ist an und für sich der Gesundheit nicht gefährlich; trifft es aber mit genossenen süssen Mandeln im Magen zusammen, so zerfällt es nebst andern Verbindungen auch in Blausäure und bringt dann alle Symptome einer Blausäurevergiftung hervor. — Der Arzt hat also das ursächliche Verhältniss zwischen dem Genuss der beigebrachten sogenannten Gifte, und zwischen dem Tode oder der Gesundheitsbeschädigung des Individuums zu erörtern.

Nach §. 197 des Preuss. St.-G.-B.'s soll bestimmt werden, ob gewisse Stoffe geeignet seien, die Gesundheit zu zerstören, und der Arzt muss nun die Bedingungen erklären, unter welchen sie die Gesundheit zu zerstören pflegen; es ist dann Sache des Richters, zu ermessen, ob in dem gegebenen Falle eine Vergiftung im Sinne des Gesetzes vorliegt oder nicht.

In Beziehung auf die Stellung des preussischen Gerichtsarztes dem Richter gegenüber bei vorkommenden Vergiftungen, und in Betreff des juristischen Begriffes Gift im §. 197 des preuss. Strafgesetzbuches, finde ich eine wichtige Bemerkung des Oberstaatsanwalts Oppenhoff in dessen „Strafgesetzbuch für die preuss. Staaten," Berlin 1856 S. 237:

„1. Temme (Lehrb. S. 838.) definirt Gift als einen Stoff, welcher chemisch, nicht mechanisch auf die Zerstörung des menschlichen Organismus wirkt.

2. Ob ein Stoff diese Eigenschaft habe, und also als Gift anzusehen sei, hat **der Richter** der Thatsachen festzustellen."

Diese Ansicht, welche einer Entscheidung des Obertribunals Z. I. 11. April 1856 c. Licht, entlehnt ist, spricht ganz deutlich aus, dass der Richter, und nicht der Arzt in fraglichem Falle festzustellen habe, ob ein Stoff als Gift zu betrachten sei.

Das preussische Strafgesetzbuch hat in §. 197 keine Definition des Begriffes „Gift" aufgestellt. Es ist ein grosser Irrthum, zu glauben, dass unser Gesetzbuch den Begriff Gift definirt habe, als einen Stoff, welcher die Gesundheit zu zerstören geeignet sei; denn dann müsste es heissen: „Wer vorsätzlich einem Andern Gift, das heisst Stoffe etc.....“ Wir lesen aber „Gift, oder andere Stoffe;“ zum Beweise, dass Gift der engere, Stoffe, welche die Gesundheit zu zerstören geeignet sind, der weitere Begriff ist. Hieraus folgt, dass jedes Gift die Gesundheit zu zerstören geeignet ist; aber nicht alle Stoffe, welche die Gesundheit zu zerstören geeignet sind, sind Gifte. Hat der Arzt also erklärt, dass ein gewisser Stoff unter gegebenen Verhältnissen geeignet sei, die Gesundheit eines Menschen zu zerstören, so folgt daraus noch nicht, dass er ein Gift im Sinne des Strafgesetzbuches genannt werden dürfe. Wenn Jemand einem neugeborenen Kinde eine grosse Menge Schwarzbrod oder Branntwein beibrächte, so würden diese Substanzen gar leicht ein solches Kind tödten können, also unter den gegebenen Verhältnissen geeignet sein die Gesundheit zu zerstören. Diese Substanzen sind aber im juristischen Sinne keine Gifte, wenigstens bemerkt Goltdammer (Materialien S. 429) dass die fortgesetzte Reichung von Branntwein an ein kleines Kind, mit der Absicht zu beschädigen, nicht unter §. 197, sondern unter §. 193 fallen würde. Auch könne durch regulinisches Quecksilber keine Vergiftung bewirkt werden.

Oppenhoff sagt l. c. Nr. 3. „Im Begriffe des „Giftes“ liegt es, dass es geeignet sei, die Gesundheit zu zerstören; wo daher die Qualität eines Stoffes als Gift festgestellt ist, bedarf es der fernern Feststellung jener Eigenschaft nicht mehr. Z. I. 11. April 1856 c. Licht.“

Dies stimmt mit meiner oben auseinandergesetzten Auffassung überein, und es unterliegt keinem Zweifel, dass unser St.-G.-B. in §. 197 den Ausdruck „Gift“ nicht definirt hat.

Um zu bestimmen, ob ein Stoff geeignet sei, die menschliche Gesundheit zu zerstören, muss der Arzt in jedem Falle die Menge desselben, und die genauern Umstände, unter welchen er beigebracht wurde (Lebensalter, Gesundheit und Krankheit des Menschen etc.), kennen. Er kann nicht in Bausch und Bogen aussagen, dass ein Stoff geeignet sei, die menschliche Gesundheit zu zerstören. Ein halber Gran Quecksilbersublimat, 10 Gran verdünnte Schwefelsäure, $^1/_{10}$ Gran Arsenik, jedes einzeln für sich, und wenn auch zwei bis drei Mal wiederholt, in Zwischenräumen von mehreren Tagen, in der Absicht zu tödten, einem Erwachsenen gegeben, sind durchaus nicht geeignet, die Gesundheit zu zerstören. Stoffe, die an sich, abgesehen von ihrer Quantität, die Gesundheit des Menschen zu zerstören geeignet wären, gibt es auf dieser Erde nicht. Für den Arzt gibt es kein Gift in unschädlicher Quantität. Dies ist für den Arzt ein faktischer und logischer Widerspruch; denn wenn ein Stoff in unschädlicher Menge einwirkte, so ist er bewiesener Maassen nicht geeignet die Gesundheit zu zerstören. Dieses Criterium gehört, wie oben bemerkt, nothwendig zum Begriffe „Gift.“ Was also in einer sehr kleinen Quantität unmöglich die Gesundheit zerstören, ja nicht einmal, wie $^1/_{50}$ Gran Quecksilbersublimat bei einem Erwachsenen, die Gesundheit zu verändern vermag, kann von dem Arzte nicht als ein Stoff betrachtet werden, der die Gesundheit zu zerstören geeignet ist. —

Anders urtheilen einige Rechtsverständige. Oppenhoff sagt l. c. Nr. 4. „Die Beibringung einer jeden Quantität Gift, als eines an sich zur Zerstörung der Gesundheit tauglichen Mittels, soll nach Z. I. 11. April 1856. c. Licht (Entscheidung des Obertribunals) die Anwendbarkeit des Absch. 1. des §. 197 rechtfertigen, und es der Feststellung nicht bedürfen, dass diese Quantität zur Tödtung oder Körperbeschädigung hingereicht habe. Es liesse sich indessen hier die Frage aufwerfen, ob ein giftiger Stoff in durchaus unschädlicher Quantität als „Gift“ im gesetzlichen Sinne anzusehen sei, und ob daher nicht die Feststellung der Beibringung von Gift die Annahme einer zu Beschädigung geeigneten Quantität in sich schliesse.“

5. „Anwendung von Gift in wirklich unschädlicher Quantität“ (wodurch der Begriff „Gift“ selbstredend aufgehoben wird B.), „ist ein Versuch mit einem relativ unschädlichen Mittel; ob derselbe einen Anfang der Ausführung enthalte, ist eine nach den Umständen zu beantwortende thatsächliche Frage, deren Bejahung gegen keinen Rechtsgrundsatz verstösst. Z. II. 16. Oct. 1854. c. Rauchfuss (Justiz-Minister. Blatt. 55. S. 34.).“ —

Hiernach gibt es einen Giftmordversuch mit Anwendung eines Stoffes, der kein Gift, und auch vermöge der zu geringen Quantität nicht geeignet ist, die Gesundheit zu zerstören. Wo aber eine Vergiftung constatirt werden soll, da muss festgestellt werden, dass der angewandte Stoff geeignet war, die Gesundheit zu zerstören, resp. zerstört, oder das Leben vernichtet hat. —

Wenn indess das Obertribunal in seiner Entscheidung vom 11. April 1856 contra Licht ein Gift annimmt, das **in jeder Quantität**, an sich zur Zerstörung der Gesundheit tauglich sei, um dadurch die Anwendbarkeit des 1. Absch. des §. 197 zu rechtfertigen, so mag das wohl juristisch recht sein; allein ich fühle mich verpflichtet, den Aerzten nochmals in das Gedächtniss zurück zu rufen, dass es nach den bisherigen Forschungen aller Naturforscher und Aerzte keinen Stoff gibt, der in jeder Quantität an sich zur Zerstörung der Gesundheit tauglich ist.

Zum Verständniss der betreffenden Gesetzesstelle erlaubte mir

Herr Professor Hälschner Folgendes als seine Ansicht hier mitzutheilen:

„Unser Strafgesetzbuch hat in §. 197 eine Definition des „Giftes“ nicht gegeben, vielmehr in der Absicht, eine solche zu vermeiden, die weitere Bestimmung „oder andere Stoffe, welche die Gesundheit zu zerstören geeignet sind“ hinzugefügt, wobei selbstredend vorausgesetzt wird, dass zwar dem Gifte die gleiche Eigenschaft zukommt, aber durch sie allein das Wesen desselben nicht bestimmt wird.“

§. 3. Allgemeines Verhalten der Gifte zum Lebensprocesse.

Der lebendige Körper, besonders der des Menschen, zeigt eine gewisse, eine bestimmte Zeit andauernde, durch die Entwickelung, das Vergehen und die Neubildung besonderer Form- und Stoff-Elemente verursachte Bewegung, die eben dadurch fortdauert, dass der lebende Körper die chemischen Qualitäten der zu seiner Fortexistenz nöthigen Dinge der Aussenwelt so modificirt, dass wir die bekannten chemischen Verbindungen nicht eher wieder eintreten sehen, als bis sie durch eigene Thätigkeit des Organismus verbraucht und wieder ausgeschieden werden. Wirkt nun ein Stoff der Aussenwelt so auf den lebendigen Körper ein, dass seine eigenartige Bewegung und Assimilation der Aussendinge aufhört, vielmehr die Stoffe des Körpers entweder ganz, oder theilweise in Verbindungen mit different chemischer Qualität umgewandelt werden, so wird dieser Stoff zum Gift. Der fortlebende Körper besteht durch Verähnlichung der nicht lebendigen Aussenwelt, ein Körper dagegen, der den lebendigen Leib der nicht lebendigen Aussenwelt verähnlicht, oder wenigstens auf gewaltsame Weise dahin strebt, wirkt als Gift. Die Gifte bewirken in den bisher bestandenen Affinitätsverhältnissen der lebenden Körper solche Veränderungen, dass die normalen Lebensäusserungen entweder erheblich gestört werden, oder vollends erlöschen.

Mit Recht sagt daher F. C. Schneider in seiner gerichtl. Chemie, (Wien 1852), §. 58: „Wenn also die Frage zur Beurtheilung käme, ob eine Substanz, über deren giftige Wirkungen noch keine beglaubigten Erfahrungen vorliegen, auf den lebenden Organismus die bezeichneten Veränderungen erzeugen konnte, so wird sich der gerichtliche Chemiker zu ihrer Beantwortung nur dann einlassen, wenn er in der Lage ist, anzugeben, dass die fragliche Substanz unter den gegebenen äussern Umständen, vermöge ihres chemischen Gegensatzes zu den nähern oder entferntern Bestandtheilen des Organismus Verbindungen und Trennungen veranlassen könne, mit welchen der normale Fortbestand der vitalen Processe nicht mehr vereinbar ist.“

§. 4. Allgemeine Bedingungen, unter welchen eine Substanz zum Gifte wird.

Damit eine Substanz für den Menschen zum Gifte werde, muss sie mit dem menschlichen Körper in Berührung kommen, sei es in fester, oder flüssiger, oder gasiger Form. Sie kann verschluckt werden, und so vom Magen und Darmkanal, oder durch den After eingebracht, vom Mastdarm aus ihre Wirkung entfalten. Gifte können ferner durch die verletzte oder unverletzte Haut, durch jede natürliche Oeffnung des Körpers, z. B die Mutterscheide, die Nase u. dergl., ferner durch Einspritzung in die Blutgefässe, durch Einathmung derselben in Gasform beigebracht werden. Die Beschaffenheit der Gewebe, mit welchen das Gift zunächst in Berührung tritt, ist in so fern wichtig, als dadurch die nachtheilige und gefährliche Wirkung modificirt werden kann. Aetzende Gifte zerstören zwar jedes organische Gewebe ohne Unterschied; allein manche andere Gifte wirken, je nach den Applikationstheilen, sehr verschieden. Sie wirken schwächer, wenn sie auf die äussere, durch die Oberhaut geschützte Haut, als wenn sie in den Magen gelangen. Die serösen Häute, nicht stark blutende Wunden, die Schleimhäute, besonders die der Bronchien, sind die günstigsten Eintrittsstellen, von welchen aus die Wirksamkeit der Gifte die schnellste Verbreitung findet. Es gibt übrigens auch Gifte, welche, wie z. B. das Hundswuthgift, auf eine Hautwunde angebracht, in geringerer Gabe tödten, als wenn sie in den Magen gebracht werden.

Je mehr die einwirkenden Stoffe different chemische Eigenschaften haben, um so heftiger pflegen ihre Wirkungen zu sein. Die in einem intensiven Zersetzungsprocesse sich befindenden Körper, wie z. B. das Wurstgift, sind ebenfalls von sehr gefährlicher Wirkung.

Wird aber eine schädliche Substanz unter Verhältnissen beigebracht, dass sie im Körper andern begegnet, mit denen sie eine grosse chemische Verwandtschaft hat und unlösliche Verbindungen eingeht, so wirkt sie nicht nachtheilig. Die meisten Gifte bewahren nicht in allen ihren chemischen Verbindungen die giftige Wirkung; es gibt sogar eine Arsenikverbindung, das Alkarsin, in welchem das Arsenik seine giftige Eigenschaft ganz verloren hat.

Die Löslichkeit des Giftes ist wichtig in Beziehung auf die Schnelligkeit und Heftigkeit der Wirkung. Leicht lösliche Substanzen gehen eher in das Blut als weniger lösliche. Wenn nicht der chemische Charakter der giftigen Verbindung die Intensität der Wirkung modificirt, so ist die leichte Auflösbarkeit einer Verbindung die Ursache ihrer energischern Wirkung.

Auch die Beschaffenheit des Lösungsmittels einer giftigen Substanz ist von Einfluss auf ihre Wirkung; arsenige Säure z. B. wirkt in verdünnter Kalilauge viel schneller als in wässriger Lösung.

Die Menge des Giftes, welche in den Körper gelangt, übt einen wesentlichen Einfluss auf die Stärke der Wirkung aus: je grösser die Gabe, um so stärker ist in der Regel die Wirkung. Die Gabe des Gifts übt auch einen Einfluss auf die Qualität der Wirkung, wie das z. B. bei kleinen, aber dauernd einwirkenden, und grossen Gaben Arsenik entschieden hervortritt. Die stärksten sog. Gifte hören auf Gifte zu sein, wenn die Gabe, in welcher sie zur Einwirkung kommen, nur sehr klein ist, ja sie werden unter diesen Umständen Bedingungen zur Erhaltung des Körpers, zu Arzneien.

Sind den Giften grössere Mengen indifferenter Stoffe beigemengt, oder trifft das Gift innerhalb des Organismus mit einer grössern Menge unschädlicher, oder einhüllender, schleimiger Stoffe zusammen, oder gelangt es nach einer vollen Mahlzeit in den Magen, so kann die Wirkung des Giftes sehr gemindert, und unter Umständen aufgehoben werden.

Einige Stoffe, wie z. B. das Opium, wirken nicht so heftig auf den Organismus des Menschen ein, wenn sich derselbe schon lange an ihren Genuss gewöhnt hatte, wogegen Andere gewisse Stoffe, die Andern nicht schädlich sind, gar nicht vertragen (Idiosynkrasie).

Kräftige, den einwirkenden Giften Widerstand bietende Organismen überwinden die schädlichen Wirkungen der Gifte viel eher, als schwächliche, kranke, ausgehungerte Personen.

§. 5. Die Todesursachen bei Vergiftungen

sind im Allgemeinen dieselben, wie bei den mechanischen Verletzungen, nur dass jene auf chemische, diese auf mechanische Weise zu Stande kommen. Einige Gifte bringen lokale Zerstörungen einzelner oder mehrerer Organe, andere gewisse Krankheitszustände, und andere keine anatomisch nachweisbaren Veränderungen hervor, so dass es uns im letztern Falle sehr schwer, oft unmöglich wird, die eigentliche Todesursache, oder die Mittelglieder zwischen der Einwirkung des Gifts und dem Tode nachzuweisen.

Wenn der Gerichtsarzt aufgefordert wird, zu entscheiden, ob in einem gegebenen Falle dem menschlichen Körper eine Substanz beigebracht wurde, welche Ursache der Körperbeschädigung oder des Todes geworden ist, so hat er in derselben Weise wie bei den Körperverletzungen den Einfluss der mitwirkenden und Zwischen-Ursachen und der zufälligen Umstände zu berücksichtigen. Sehr wichtig ist die Kenntniss der Wirkungsweise der Gifte in Fällen, wo gleichzeitig an der Leiche pathologische Veränderungen wahrgenommen wurden, welche in Folge einer vorausgegangenen oder während der Vergiftung dagewesenen Krankheit entstanden sind. Bei Starrkrampf

z. B. werden grosse Dosen von Opium gut vertragen, ein Mittel, welches bei Neigung zum Hirnschlagflusse, selbst bei kleinen Gaben, diesen erregt.

§. 6. Kennzeichen, ob das Gift dem lebenden oder todten Körper beigebracht wurde.

Kam das Gift im festen Zustande in den Verdauungskanal des todten Menschen, so bleibt es an den Stellen, wo es hingebracht wurde, liegen, ohne sich durch die Bewegung des Darms weiter zu verbreiten, es erzeugt auch in flüssiger Form keine Röthe an der Berührungsstelle, es sei denn, dass es unmittelbar nach dem Tode beigebracht wäre; Entzündung, Eiterung, Exsudat- und Geschwürs-Bildung fehlen, Erscheinungen, die sich häufig zeigen, wenn das Gift Lebenden beigebracht wurde. Sind Gifte angewandt worden, die keine sinnlich nachweisbaren Veränderungen im Körper zurücklassen, so ist die Entscheidung, ob dieselben dem Verstorbenen bei Lebzeiten beigebracht worden seien oder nicht, ganz unmöglich, und zwar um so mehr, da in dem muthmaasslich vergifteten Individuum die etwa aufgefundenen Abnormitäten Folge von frühern Krankheiten sein könnten.

Trifft man das Gift nicht allein an den Applikationsstellen, sondern auch an weit entfernten Punkten, z. B. in der Leber, der Milz, in den Nieren, den Muskeln, den Knochen u. s. w., so muss es dem noch Lebenden beigebracht worden sein. Flüssige Gifte können zwar durch Imbibition in die Gewebe weiter vordringen, aber die Imbibition wird nur langsam und nach den Gesetzen der Schwere erfolgen. Im Allgemeinen darf man das Eindringen von Giften durch das unverletzte Hautorgan einer Leiche in das Innere des Körpers bestreiten.

Findet man bei Leichenausgrabungen dasselbe Gift in der umgebenden Erde und im Cadaver, so beachte man, dass eine Imbibition von der flüssigen Substanz zur trockenen erfolgt, also mehr vom Cadaver zur Erde, als umgekehrt geht. Wählt man zur Untersuchung die innern Theile des gestaltlosen Klumpens, und erweist sich dieser noch gifthaltig, so hat man wohl Grund anzunehmen, dass das Gift der Leiche angehörte und nicht aus der Umgebung in sie hineingelangt sei, da es viel wahrscheinlicher ist, dass die Leiche zugleich mit der Feuchtigkeit Gift an die Umgebung abgegeben habe.

§. 7. Der Beweis der Vergiftung im Allgemeinen.

Er wird entnommen:

1. aus den Symptomen während des Lebens. Leider sind dieselben fast nie so klar und bestimmt, um daraus mit voll-

kommener Gewissheit auf eine Vergiftung, und von welcher Art diese sei, schliessen zu können. Der plötzliche Beginn der Symptome nach genossenen Nahrungsmitteln oder Getränken, die stetige und rasche Zunahme derselben, ihre Gleichförmigkeit in der Entwickelung deuten zwar einigermaassen auf Vergiftung hin, können diese aber nicht beweisen. Erkrankten aber mehrere Personen gleichzeitig nach einer genossenen Substanz, oder fand ein Erkranken derselben Personen jedesmal nach ein und derselben Nahrung, oder demselben Getränke statt, so wird der Verdacht einer Vergiftung sehr gesteigert.

2. Aus den Erscheinungen an der Leiche werden wichtige Anzeigen für die Vergiftung entnommen; allein manche Gifte hinterlassen in der Leiche nur unbedeutende Veränderungen, und viele von diesen können auch durch, aus andern Ursachen entstandene, Krankheiten verursacht sein.

3. Der Nachweis des Giftes im Körper und in den Ausleerungen ist eins der werthvollsten Ergebnisse zum Nachweis für eine stattgehabte Vergiftung.

Man darf jedoch nicht behaupten, dass, wenn nach genauer Untersuchung der Leiche und der Ausleerungen kein Gift nachgewiesen wird, dann auch keine Vergiftung vorgefallen sei; denn die Chemie ist noch nicht im Stande, sämmtliche Gifte nachzuweisen; sie können sich zersetzt, durch den Gebrauch von Gegenmitteln verändert haben; sie können aus dem Organismus entleert worden, die Ausleerungen können verloren gegangen sein, und einige in grossen Gaben giftige Stoffe sind im normalen Organismus in kleinen Mengen, wenngleich in besondern Verbindungen, vorhanden, wie die Schwefelsäure, die Phosphorsäure als schwefel- und phosphorsaure Salze. Es ist möglich, manche Gifte noch Jahre lang nach dem Tode in Leichnamen nachzuweisen; allein mit seltenen Ausnahmen sind dann die Kennzeichen, ob das Gift dem Lebenden oder dem Toden beigebracht wurde, schon verwischt, und so kann man dann durch die chemische Ermittelung des Giftes nicht den Beweis liefern, dass hier eine Vergiftung stattgefunden habe, weil das Gift dem auf andere Weise getödteten Menschen beigebracht sein konnte.

Aus den Versuchen von Orfila und Lesueur geht hervor, dass die Sicherheit, mit welcher man die Anwesenheit von Giften in längst begrabenen Leichen feststellt, eine sehr verschiedene ist.

a. Concentrirte Schwefelsäure kann man mehrere Monate und selbst Jahre nach ihrer Vermengung mit thierischen Stoffen darthun. War aber diese Säure sehr verdünnt, oder mit Substanzen vermengt, welche viel Ammoniak entwickeln, so verbindet sich dies mit der Schwefelsäure, und der Schluss auf Vergiftung mit dieser wäre nur dann gerechtfertigt, wenn eine grosse Menge schwefelsauren Ammoniaks nachgewiesen würde.

b. Concentrirte Salpetersäure kann unter denselben Verhältnissen wie die Schwefelsäure noch einige Monate nach dem Tode nachgewiesen werden, später als salpetersaures Ammoniak.

c. Arsenige Säure lässt sich noch Jahre lang nach dem Tode nachweisen, und wenn sich auch Arsenikwasserstoffgas gebildet haben sollte, so lässt sich auch dies noch lange entdecken.

d. Der Quecksilbersublimat wird schon nach einigen Tagen durch die thierischen Substanzen zersetzt; es gelingt aber noch nach Jahren, das Quecksilber chemisch darzustellen.

e. Brechweinstein mit thierischen Materien vermischt zersetzt sich nach einigen Tagen, die Weinsäure wird zerstört, und das Spiessglanzoxyd niedergeschlagen. Dieses lässt sich dann nach Verlauf mehrerer Monate noch erkennen.

f. Bleizucker zersetzt sich schon nach geringer Zeit, besonders in starker Verdünnung; aber das Blei bleibt erkennbar.

g. Kupfervitriol und Grünspan bleiben als solche noch mehrere Monate in Leichen nachweisbar, später zersetzen sie sich; allein das Kupfer lässt sich noch nach mehreren Monaten mit Sicherheit auffinden.

h. Salpetersaures Silber und salzsaures Gold zersetzen sich durch thierische Stoffe schnell, aber das Silber und Gold lassen sich noch Jahre lang nach der Beerdigung in Leichen mit Erfolg aufsuchen.

i. Essigsaures Morphium, oder Morphium allein, lassen sich im Darmkanale der damit vergifteten Individuen noch mehrere Monate nach der Beerdigung nachweisen.

k. Blausäure in kleinen Quantitäten lässt sich schon 3 Tage nach dem Tode durch chemische Hülfsmittel nicht mehr nachweisen.

l. Strychnin und dessen Salze lassen sich noch Monate nach der Vermischung mit faulenden thierischen Stoffen nachweisen.

m. Cantharidenpulver ist viele Monate nach der Beerdigung mit thierischen Stoffen an seinen grünglänzenden Theilchen noch erkennbar.

4. Versuche an Thieren mit der aufgefundenen muthmaasslich giftigen Substanz sind nur dann zulässig, wenn bei Menschen mit dem fraglichen Stoffe noch keine Beobachtungen vorliegen.

Vereinigen wir nun die in diesem §. angegebenen Hülfsmittel, so wird es beim Zusammentreffen glücklicher Umstände zuweilen möglich, mit Sicherheit eine stattgehabte Vergiftung auszusprechen; in vielen Fällen kann der Gerichtsarzt nur ein Wahrscheinlichkeitsurtheil abgeben.

Die Wahrscheinlichkeit der Vergiftung wird um so grösser, je mehr von den vier genannten Beweismitteln angewandt werden können. Weder aus den Symptomen während des Lebens allein, noch aus den Erscheinungen an der Leiche, noch aus dem alleinigen qualitativen Nachweise des Giftes im Körper oder in den Ausleerungen, geschweige noch aus Versuchen an Thieren mit der muthmaasslich giftigen Substanz lässt sich ein Beweis für die Vergiftung führen.

Es muss der Beweis geliefert werden, dass dem lebenden Menschen das Gift in einer Quantität beigebracht sei, welche erfahrungsgemäss Menschen tödtet.

Es gibt kein Gift, welches beim Lebenden oder auch in der Leiche nur ihm eigenthümliche Erscheinungen hervorbringt. Alle am Lebenden und in der Leiche durch Gift erzeugte Erscheinungen können auch durch Krankheiten entstehen. Die Symptomatik der Vergiftungen ist in hohem Grade unsicher und schwankend, die meisten Gifte hinterlassen in der Leiche entweder gar keine, oder nur solche Erscheinungen, die auch nach Krankheiten vorkommen; von den allerwenigsten Giften kennen wir den organischen Process wie und wodurch sie tödten (die Todesursache), und es muss als ein unverzeihlicher, in der neuen Zeit zur Mode gewordener Leichtsinn bezeichnet werden, wenn aus den blossen Erscheinungen während des Lebens (selbst Strychnin hat kein, nur ihm allein zukommendes Krankheitsbild), oder aus dem pathologisch anatomischen Befunde allein, der Beweis für die Vergiftung entnommen wird. Nur in dem Falle, dass durch concentrirte Schwefelsäure oder Kalilauge bedeutende, weiter unten speciell zu bezeichnende, charakteristische Verätzungen stattgefunden haben, könnte man aus dem pathologisch-anatomischen Befunde allein den Beweis der stattgehabten Vergiftung entnehmen. Aus den beim Lebenden beobachteten Erscheinungen allein lässt sich nie der Beweis für die Vergiftung führen, auch selbst dann nicht, wenn der Leichenbefund nicht dagegen spricht.

Fordert der Richter keinen strengen Beweis für die stattgehabte Vergiftung, sondern, wie es häufig schon ausreicht, blosse Wahrscheinlichkeit, so ist der Arzt sehr oft im Stande diese genügend nachzuweisen.

Die nach §. 197 des St.-G.-B.'s in gewissen Fällen, wo das beigebrachte Gift nicht tödtlich wirkte, vom Richter zu stellende Frage, ob ein Gift eine mehr als 20tägige Krankheit oder den Verlust der Sprache, des Gesichts, des Gehörs oder der Zeugungsfähigkeit, oder eine Geisteskrankheit verursachte, ist noch viel schwieriger zu beantworten, als ob ein gewisses Gift den Tod hervorgebracht habe. Um hier auch nur ein Wahrscheinlichkeitsurtheil zu fällen, ist es nöthig, die Menge des eingeführten Giftes zu ermitteln, was nur in seltenen Fällen möglich ist. Bedenken wir, dass die allermeisten Vergiftungssymptome auch durch Krankheit erzeugt werden können, und dass jene gar häufig einen ähnlichen Verlauf nehmen, wie diese, bedenken wir ferner, dass die Beibringung von vermeintlichen Gegengiften oder andern für nützlich gehaltenen Arzneien dem krank gewordenen, muthmaaslich vergifteten Menschen eben so viel schaden konnten, als das Gift, so wird die Beantwortung der in Rede stehenden gerichtlichen Frage immer schwieriger. Sie wird nur dann mit einiger Sicherheit beantwortet werden können, wenn ätzende, verletzende, die Gewebe durchbohrende Gifte beigebracht wurden, und besonders dann, wenn die Verletzung äusserlich zu sehen ist.

§. 8. Von der vorsätzlichen Vergiftung.

Ist es festgestellt, dass eine Vergiftung stattgefunden habe, so entsteht nach §. 197 und §. 304 des preuss. St.-G.-B.'s die Frage, ob dieselbe mit oder ohne Vorsatz des Thäters ausgeführt sei. Die Entscheidung hierüber ist Sache des Richters; allein der Arzt vermag diesem zuweilen einige Winke zu geben.

Hat das beigebrachte Gift sinnliche Eigenschaften, die andern nicht giftigen, häufig gebrauchten nicht sehr ähnlich sind, war dasselbe Jedem nicht leicht zugänglich, wurde es in grosser Gabe beigebracht, (wobei dann bei der Ausmittelung desselben auch die Menge bestimmt werden muss), gehört es zu denen, die sich durch ihre äussern Kennzeichen als heftige Gifte leicht verrathen, oder musste eine häufige Wiederholung stattfinden, um den tödtlichen Erfolg zu sichern, trug der Thäter selbst dazu bei, um die Erkennung des Giftes zu verhüten, oder die unrichtigen Gegenmittel anzuwenden, gab er es dem Vergifteten in der am meisten löslichen und vom Organismus am leichtesten aufnehmbaren Form, überhaupt aber unter den in §. 4. angeführten Bedingungen, unter welchen eine Substanz am leichtesten zum Gifte wird, so begründet das den Verdacht, es habe der Thäter den Vorsatz zur Vergiftung gehabt.

Wichtig ist die Berücksichtigung der mitwirkenden und Zwischen-Ursachen und der zufälligen Umstände; sie sind gar oft von erheblichem Einfluss auf den Erfolg der Vergiftung, und es fragt sich, ob sie dem Urheber der Vergiftung bekannt sein konnten.

§. 9. Fragen des Richters an den Arzt bei Vergiftungen.

Es kommt zuweilen vor, dass der Richter den Arzt fragt, ob eine gewisse Substanz ein Gift sei. Eine Antwort auf diese Frage könnte nur dann gegeben werden, wenn es möglich wäre, einen technischen medicinischen Begriff des Giftes aufzustellen. Die Unmöglichkeit habe ich oben §. 2 S. 4. zur Evidenz nachgewiesen. Richter oder Aerzte, welche die Grenzen ihres Gebietes nicht kennen, und vermöge ihrer geistigen Beschränktheit sie auch nicht kennen lernen können, werden diese Unmöglichkeit nicht einsehen; allein Männer von Geist und Verstand sind mit meiner Ansicht vollkommen einverstanden. So sagt der K. Obertribunalsrath Goltdammer im 2. Theile seiner Materialien zum preuss. Strafgesetzbuche S. 428:

„**So wenig es auch bisher möglich gewesen ist, einen technischen, medicinischen Begriff des Giftes aufzustellen,** so gibt es doch wenigstens einen allgemeinen **juridischen** Begriff. Er entspricht dem Volksbegriffe, und fordert die, dem Stoffe als solchem, seiner Natur nach, beiwohnende absolute Kraft der innern organischen Zerstörung des menschlichen Körpers. Dadurch sind also alle bloss schädliche, *) und alle nur durch ihre Quantität, oder mechanisch wirkende Stoffe ausgeschlossen. Bloss schädliche Stoffe, ohne die an sich zerstörende Kraft sind relative Gifte; die fortgesetzte Reichung von Branntwein an ein kleines Kind, mit der Absicht, zu beschädigen, würde somit unter §. 193 fallen; bei den, nicht durch ihre Qualität, sondern bloss durch ihre Quantität wirkenden Stoffen, wie z. B. bei pulverisirtem Glas, Quecksilber in Kugelform liegt derselbe Fall vor.“

Da ich nicht in das Gebiet der Rechtswissenschaft hinübergreifen will, so muss ich mich selbstredend des Urtheils über einen „juridischen Begriff“ enthalten, finde aber, dass die Rechtsgelehrten in sehr verschiedener, also nicht in übereinstimmender, ja in sehr wesentlichen Punkten abweichender Weise den „juridischen Begriff“ Gift auffassen. Heffter definirt: „Gift ist ein selbstständiger Stoff, welcher durch seine Qualität im Innern des menschlichen Körpers die natürliche Beschaffenheit desselben auf eine schädliche Weise zu verändern vermag.“ Die Heffter'sche Definition weicht von der Goltdammer'schen sehr ab, unter andern in so fern, als nach dieser das sogenannte Gift den Körper des Menschen zu zerstören, nach jener nur schädlich zu verändern vermöge. Gengler, ebenfalls ein berühmter Jurist, sagt: „Gift ist jeder Stoff, welcher durch die ihm inwohnende Kraft, nicht aber in Folge seiner äussern Gestalt, für den menschlichen Körper, wenn er nur in kleiner Gabe in oder an denselben gebracht wird, ohne eine äusserlich sichtbare Verletzung unter den Symptomen heftiger Krankheitsfälle lebensgefährliche Folgen herbeiführt.“ Hiernach sind z. B. die Schwefelsäure und Aetzkali keine Gifte, wenn sie in grossen Gaben gegeben werden, sie machen äusserlich sichtbare Verletzungen, und bewirken dadurch den Tod, in kleinen Gaben führen sie keine lebensgefährlichen Folgen herbei. — Nach der Heffter'schen Definition ist das kalte Wasser nicht selten ein Gift, da es unter Umständen, bei Erhitzten z. B. durch seine Qualität die natürliche Beschaffenheit des Menschen auf eine schädliche Weise zu verändern, Krankheit und Tod hervorzurufen vermag. Nach Goltdammer aber

*) Schädliche Stoffe sind solche, welche geeignet sind, die (menschliche) Gesundheit zu zerstören.

ist Arsenik kein Gift. Arsenik besitzt keine ihm innewohnende, absolute Kraft zur Zerstörung des menschlichen Körpers. Es wirkt hauptsächlich auch durch seine Quantität (selbstredend immer zugleich durch seine Qualität) zerstörend und tödtend. Durch Arsenik werden nicht selten Menschen von lebensgefährlichen Krankheiten geheilt. Arsenik besitzt also auch die Kraft der Erhaltung des menschlichen Körpers.

Uebrigens braucht sich der Arzt nicht um den „juridischen Begriff" des Giftes zu bekümmern. Würde z. B. der Richter, auf die Autorität des Herrn Goltdammer hin, den Arzt fragen, ob es Stoffe gebe, die ihrer Natur nach eine absolute Kraft hätten, zur innern organischen Zerstörung des menschlichen Körpers, so würde der Arzt antworten, dass auf dieser Erde solche Stoffe nicht existiren, und wenn ferner der Richter den Arzt fragen wollte, ob nach dem Volksbegriffe ein Stoff Gift genannt werde, so würde der Arzt dem Richter antworten, dass dieses keine vor das medicinische Forum gehörige Frage sei, da der Richter eben so gut mit dem volksthümlichen Sprachgebrauche bekannt sein müsse, als der Arzt. Es kann dem Arzte ganz gleichgültig sein, dass der Rechtsgelehrte Dinge annimmt und definirt, die auf der Welt nicht bestehen.

Wenn es richtig ist, was Mittermaier in seiner oben citirten Abhandlung behauptet, dass die Tödtung oder Beschädigung mit sogenannten Giften nach den allein richtigen Rechtsgrundsätzen genau so und ganz in derselben Weise beurtheilt werden müssten, wie die durch andere (mechanische) Mittel, so folgt daraus, dass eine Definition des Begriffs „Gift" für die Rechtspflege gar nicht nöthig ist, und dass bei der Verletzung, oder Tödtung durch sogenannte Gifte die richterlichen Fragen mutatis mutandis mit denen für die Verletzung oder Tödtung durch mechanische Ursachen vollständig zusammenfallen.

Die bezüglichen Fragen, welche nach den oben mitgetheilten gesetzlichen Bestimmungen der einzelnen deutschen Staaten leicht modificirt, oder auch unverändert angewandt werden können, sind folgende:

1. Was ist die Bedingung (äussere Veranlassung) des Todes oder der Gesundheitsbeschädigung?

2. In welcher Weise ist der, als Bedingung des Todes oder der Gesundheitsbeschädigung anzusehende, Stoff in den Körper des Verstorbenen gedrungen? und

3. in welcher Gabe?

4. Steht die Beibringung des aufgefundenen Stoffes mit dem Tode oder mit der Verletzung resp. Gesundheitsbeschädigung des Menschen in dem Verhältnisse wie Ursache zur Wirkung?

Diese Frage könnte, nach den Bestimmungen der Strafgesetzbücher einzelner Staaten, nach Bedürfniss in folgende zerlegt werden:

a. Hat der beigebrachte Stoff den Tod des Menschen zur Folge gehabt?

b. einen Nachtheil für die Gesundheit, eine Körperverletzung?

c. eine Krankheit oder Arbeits- oder Berufs-Unfähigkeit von kürzerer oder längerer (20 bis 30tägiger,) oder immerwährender Dauer zur Folge gehabt?

d. Hat die Beibringung des nachtheiligen Stoffes besondere Qualen für den Verletzten, eine Geisteszerrüttung, Verlust gewisser Sinne, der Sprache, der Zeugungsfähigkeit etc. bewirkt?

5. Ist die fragliche Substanz die alleinige Todesbedingung, oder haben noch andere Umstände, und welche, mitgewirkt?

6. Hat ein nachtheiliger Stoff, oder haben mehrere eingewirkt? und im letztern Falle:

7. lässt sich die Wirkung der einzelnen zur Einwirkung gelangten Stoffe genau erkennen?

8. In welcher Weise oder durch welchen Körper-Zustand hat der nachtheilige Stoff den Tod bewirkt, oder mit andern Worten, was war die Todesursache?

9. Fanden besondere Umstände oder Verhältnisse im Körper des Getödteten oder Beschädigten statt, durch welche die Wirkung des beigebrachten nachtheiligen Stoffes aussergewöhnlich gesteigert oder gehemmt wurde?

10. Stimmen die Erscheinungen, welche man bei Lebzeiten des Beschädigten oder Getödteten, oder in seiner Leiche aufgefunden hat, erfahrungsgemäss mit andern Fällen überein, in denen zuverlässig dieselbe Substanz eingewirkt hatte?

11. Ist die als nachtheilig angesehene, und im Körper aufgefundene Substanz während des Lebens oder nach dem Tode in den Körper gekommen?

12. Ist der beigebrachte Stoff geeignet die Gesundheit zu zerstören? (Preussen §. 197) oder was so ziemlich gleichbedeutend ist: können die Substanzen den Tod bewirken? (Würtemberg Art. 240) oder sind sie als lebensgefährliche anzusehen? (Baden §. 243, Code pénal Art. 301).

Diese letzten Fragen in der Fassung, wie sie unmittelbar aus den angegebenen Gesetzesstellen resultiren würden, sind ungeeignete, da der Arzt keine Stoffe kennt, die unter allen Umständen lebensgefährlich, oder geeignet wären die Gesundheit zu zerstören. Es hängt dies Alles von der Gabe, überhaupt von den Umständen ab, unter welchen die Substanzen beigebracht worden sind, und so wären die Fragen dahin abzuändern:

12 a: Sind die beigebrachten Stoffe in der bestimmten Gabe und Form, und unter den äussern und innern Verhältnissen des Beschädigten geeignet die Gesundheit zu zerstören? können sie in solcher Weise den Tod bewirken? oder als lebensgefährliche angesehen werden?

13. Sollte der Richter dem Arzte die vom Landesgerichtsrathe Fr. v. Ney*) aufgeführte Frage stellen: „Ist insbesondere der angewandte (Gift-) Stoff, als ein zum Tödten geeigneter bekannt?“ so würde diese Frage den Arzt als solchen besonders angehen, wenn ein Arzt der Vergiftung angeschuldigt wäre, und nun der Gerichtsarzt sich darüber zu äussern hätte, ob den Aerzten ein gewisser Stoff als ein zum Tödten geeigneter bekannt wäre. In andern Fällen reicht zur Beantwortung dieser Frage ja schon die gemeine Erfahrung aus, welche der Richter eben so gut, als der Arzt besitzen soll.

14. Wie bei den Verletzungen überhaupt, so ist auch bei den Vergiftungen die Behandlung des angeblich Vergifteten sehr zu berücksichtigen, und in jedem Falle, in welchem eine ärztliche Behandlung stattgefunden, hat der Richter an den Arzt die besondere Frage zu stellen, „ob die eingeschlagene ärztliche Behandlung keinen nachtheiligen Einfluss gehabt, namentlich, ob sie nicht den vorgefundenen Nachtheil vermehrt (resp. verursacht), oder den Tod zu Wege gebracht habe?“

Es kommt gar nicht selten vor, dass die sogenannten Gegengifte höchst nachtheilig wirken, den Effect des zuerst zur Einwirkung gelangten Stoffes steigern, und so tödten. Sehr wenige Gegengifte verdienen ihren Namen, die meisten sind sogar sehr unsicher in ihrem Erfolge, und nachtheilig.

Für den begutachtenden Gerichtsarzt sind, wenn er sich darüber äussern soll, welchen nachtheiligen, oder vortheilhaften, oder unschädlichen Einfluss die eingeschlagene Behandlung des Vergifteten gehabt habe, vorzüglich die Symptome während des Sterbens des Vergifteten wichtig, und er hat nachzuforschen, ob eine hinreichende Anzahl von Fällen existirt, in welchen der Getödtete durch dieselbe Substanz in derselben Weise gestorben ist.

Wenn nachgewiesen wird, dass ein als Gegengift gegebenes Mittel in der bestimmten Dosis gesunde Menschen in demselben Lebensalter nicht getödtet hat, so folgt daraus nicht, dass es nun, nach vorheriger Darreichung einer andern, der Gesundheit nachtheiligen Substanz diesen Nachtheil nicht vermehrt, oder gar den Menschen getödtet habe.

---

*) S. dessen: die gerichtliche Erhebung von Verletzungen. Linz 1852. S. 9.

Mir ist ein Fall bekannt, und ähnliche existiren noch viele, in welchen ein Mensch durch ein stark wirkendes Mittel sehr erkrankte, aber wahrscheinlich ohne ein anderes Mittel von selbst, durch Naturthätigkeit genesen sein würde. Er bekam von einem Arzte ein Gegengift, das unter andern Umständen wahrscheinlich nicht getödtet haben würde. Nach seiner Darreichung änderte und verschlimmerte sich der Zustand, und der Mensch starb unter den Erscheinungen, unter welchen das sogenannte Gegengift zu tödten pflegt.

Fand bei Vergiftungen eine nur einigermaassen eingreifende Behandlung statt, so lässt sich nur selten der Beweis liefern, dass in Folge der beigebrachten Substanz der Tod eingetreten sei.

An diese allgemeinen Fragen, welche bei Vergiftungen zu stellen sind, reihen sich noch specielle, durch den gegebenen Fall gebotene, an.

II. Specieller Theil.

Die forensisch- und klinisch-wichtigsten Vergiftungen.

A. Diagnose der Vergiftungen.

§. 10. Vergiftung durch Schwefelsäure.

Symptome: Die Wirkung der Schwefelsäure hängt vorzüglich von ihrem Concentrationsgrade ab; je concentrirter, desto heftiger ist ihre Wirkung. Ihre Wirkung beruht auf Wasserbildung auf Kosten der organischen Substanz, und auf die, die Zerstörung befördernde Wärmebildung, welche durch die Vereinigung des gebildeten Wassers mit der Schwefelsäure frei wird.

Der niedrigste Grad der Schwefelsäureeinwirkung charakterisirt sich durch heftigen Schmerz, sauern Geschmack, Stumpfwerden der Zähne, Veränderung des Epitheliums derjenigen Organe, mit welchen sie in Berührung kommt; dasselbe quillt auf, wird gerunzelt, grauweiss, abgelöst, der Mund- und Rachen-Schleim gerinnt, die Schleimhaut wird blass, es entsteht Entzündung, später die Bildung einer neuen Schleimhaut und Genesung.

Ist viele oder concentrirtere Schwefelsäure in den Magen gelangt, so treten zu den obigen noch folgende Erscheinungen ein: brennender Schmerz in der Speiseröhre und in der Magengegend, Schluchzen, Würgen, Erbrechen von schwefelsäurehaltigen Massen, von Epithelialfetzen, blutigem Schleim, dinteartigen, verkohlten Massen; Schmerz im ganzen Unterleibe, überhaupt Erscheinungen der Entzündung aller

Organe, mit welchen die Schwefelsäure in Berührung gekommen ist. Auch das Bauchfell kann sich entzünden, wodurch dann der Unterleib stark aufschwillt, sehr schmerzhaft und heiss wird. Puls häufig klein, zitternd, verschwindend, Athem beschwerlich, kalte Schweisse bedecken den Körper, auch Krämpfe treten zuweilen ein, wobei das Bewusstsein gewöhnlich nicht getrübt ist.

In dem höhern Grade der Einwirkung entsteht Magen- und Darm-Durchbohrung, mit den, jedem Arzte bekannten Erscheinungen, die dann mit baldigem Tode enden.

Sind durch die Schwefelsäure die Gewebe zerstört, so tritt schon nach wenigen Stunden der Tod ein. War die Wirkung nicht so bedeutend, so entwickeln sich Entzündung, Eiterung, auch Eitersenkungen oder Vernarbung, Strikturen der Speiseröhre, Schlingbeschwerden, Glottisödem, und so folgt oft auf indirekte Weise der Tod.

Bei der Sektion findet man die Gewebe, den obigen Symptomen entsprechend, verändert, verschrumpft, verkohlt, durchlöchert, in einen schwarzen Brei umgewandelt, und wenn die Leiche eine Seiten- oder Bauch-Lage hatte, selbst die Bauchwandung durchbohrt. Drang die Säure nach hinten, so findet man die grossen Puls- und Blutadern durchbohrt und nebst dem Blute verkohlt.

Diese Erscheinungen finden sich hauptsächlich dann, wenn die Säure concentrirt, und in grosser Menge sehr heftig eingewirkt hatte. Bei geringern Graden der Einwirkung sind die von der Säure berührten Theile angeätzt, pergamentartig verschrumpft, die Schleimhäute leicht abziehbar, geröthet, mit Exsudat ödematös oder ekchymotisch infiltrirt.

Bei höhern Graden der Säureeinwirkung sind auch die tiefer, unter der Schleimhaut gelegenen Gewebe verätzt, verschorft, erweicht, geschwürig, verkohlt, brandig, durchlöchert, und wenn der Magen oder der Darm perforirt sind, so findet man auch den Inhalt derselben, nebst Blut oder Entzündungsprodukten in der Bauchhöhle.

Blieb das vergiftete Individuum längere Zeit am Leben, so trifft man die Zeichen der Entzündung und Verschwärung und deren Folgen: Narben, Verwachsungen etc.

Die Gabe der Schwefelsäure, nach welcher der Tod erfolgte, schwankt nach Umständen zwischen einer Drachme und einigen Unzen.

Die Zeit des eintretenden Todes schwankt zwischen einigen Stunden und Jahren.

§. 11. Vergiftung durch Salpetersäure.

Die Symptome und Ausgänge derselben sind den durch Schwefelsäure erzeugten sehr ähnlich, unterscheiden sich aber dadurch, dass von der Mundhöhle bis in den Magen an verschiedenen Stellen gelbe Flecke sich vorfinden.

Bei der Sektion findet man den Schleim und den flüssigen Mageninhalt gelb gefärbt, die übrigen Schleimhautparthieen geröthet, zuweilen von einem schmierigen, wie Fett aussehenden Ueberzuge, in manchen Fällen den Schlund mit einer kreideartigen Masse bedeckt. War die Menge des genommenen Giftes gross, so verwandelt sich die Schleimhaut in eine breiige, pechartige Masse. Im Duodenum finden sich grünliche Flecken von Oxydation des Gallenfarbstoffes. Uebrigens sind die Sektionsresultate der Salpetersäurevergiftung denen mit Schwefelsäure sehr ähnlich.

Dasselbe gilt von der tödtenden Gabe und dem Zeitraum, in welchem der Tod einzutreten pflegt.

§. 12. Vergiftung durch Salzsäure und Königswasser.

Die Symptome und Sektionsresultate bei Vergiftungen mit diesen Substanzen sind denen der Schwefelsäurevergiftung sehr ähnlich, und zwar um so mehr, da die concentrirte Salzsäure auch durch Entziehung des Wassers die organischen Gewebe zerstört; jedoch wirkt die Salzsäure nicht so heftig als die Schwefelsäure.

§. 13. Vergiftung durch Oxalsäure, oxalsaures Kali und Ammoniak.

Symptome: Stark saurer Geschmack, heftiges Brennen und Schmerz im Munde, Rachen, Schlunde, Magen und Darme, deren Schmerz durch Druck zunimmt, Uebelkeit, Erbrechen von Kleesäure haltigen, dunkeln, zuweilen blutigen Massen, bedeutende Hinfälligkeit, schwacher Puls, Heiserkeit, Athmungsstörungen, kalte Schweisse, Kälte und Livor der Glieder, Erstarrung der Glieder, kalte Schauer, Convulsionen, Anästhesie, Paralyse, Tod.

Zuweilen bemerkt man bei Kleesäurevergiftungen nur nervöse, Hirn- und Rückenmarks- und Herz-Symptome, in Folge derer in der Leiche Hyperhämie und Exsudate im Hirne, dessen Höhlen und im Rückenmark. Coindet und Christison behaupten, mit Kleesäure Thiere vergiftet zu haben, die mit Ausnahme des gebrochenen Herzschlages unter den Erscheinungen der Strychninvergiftung gestorben seien. Bei Menschen liegen zu wenige Beobachtungen vor, um feststellen zu können, ob bei ihnen oft gleiche Erscheinungen hervortreten.

Zwei Drachmen bewirken ein mehrere Tage anhaltendes Uebelbefinden, eine halbe Unze der Oxalsäure wirkte schon tödtlich, und durch 6 Drachmen sah man schon nach 15 Minuten den Tod erfolgen.

In der Leiche fand man nach Oxalsäurevergiftung zuweilen keine anatomische Veränderung. Wurde das Gift als trockenes Pulver oder in sehr concentrirter Lösung verschluckt, so zeigte sich das Epithelium der Speiseröhre getrübt und gelockert, es liess sich von der Schleimhaut in Fetzen abziehen; die Magenschleimhaut war corrodirt. In das Unterschleimhautbindegewebe tritt Blut als schwarze, schmierige Masse aus. Aehnlich wird es mitunter in grosser Menge durch Erbrechen entleert. Die nach dem Tode im Magen zurückbleibende freie Oxalsäure löst die Magenwandungen auf.

Die Wirkungen des oxalsauren Kali's und Ammoniaks sind denen der Oxalsäure gleich.

§. 14. Vergiftung durch Blausäure.

Die Blausäure der Preuss. Pharmac. enthält $1^0/_0$ der wasserfreien Säure, von welcher letztern 1 bis $1^1/_2$ Gran sicher tödtet.

Symptome: Zuweilen bei starker Gabe plötzlicher Tod; jedoch beobachtete ich vor $1^1/_2$ Jahren einen Fall, in welchem durch eine Unze Blausäure der preuss. Pharm. erst nach 36 Stunden und dann erst in Folge eines Aderlasses, also durch die zu grosse Geschäftigkeit des behandelnden Arztes der Tod eintrat. Erfolgt der Tod nicht sogleich, so treten Uebelsein, Speichelfluss, Gähnen, Kopfschmerz, Bangigkeit, kurzer Athem, tumultuarische Herzkontractionen, bald höchster Grad von Collapsus, Schwinden des Pulses, des Bewusstseins und der Empfindung, Schweisse und ein nach Blausäure riechender Athem ein.

Waren nicht sehr grosse Gaben von Blausäure und wiederholt zur Einwirkung gelangt, so kann man drei, sich rasch folgende Stadien der Wirkung unterscheiden:

Erstes Stadium: Asthma, Brustbeklemmung, keuchendes, mit Gesichtsverzerrung erfolgendes Athmen, Schwindel, Glänzen der stieren, strotzenden Augen, Herzbangigkeit.

Zweites Stadium: Convulsionen, Opisthotonus, Krämpfe des Kehlkopfes, der Harnblase und anderer vegetativer Organe, lautes Aufschreien, Abgang des Urins, der Fäces und des Samens, Bewusstlosigkeit.

Drittes Stadium: Lähmung, Pulslosigkeit, Schlafsucht, Erschlaffung der Muskulatur, allmähliches Aufhören des Athmens, des Herzschlags, starke Pupillenerweiterung, Speichelfluss, Tod nach einer halben bis einer Stunde.

Dauert das Leben zehn bis zwölf Stunden nach dem Einnehmen der Blausäure fort, so erfolgt in den allermeisten Fällen Genesung. Es sind aber Fälle vorgekommen, und ich habe einen solchen selbst beobachtet, in welchen fast alle Folgen der Blausäurevergiftung durch die Naturthätigkeit beseitigt waren, und die Individuen, welche Blausäure genommen hatten, in Folge ärztlicher Behandlung (in dem mir vorgekommenen Falle durch Aderlass) starben.

Die Sektion ergibt keine constanten Gewebsveränderungen, zuweilen gar nichts. Hyperhämie des Gehirns, der Lungen, der Schleimhaut des Magens und des Dünndarms, überhaupt der Brust- und Unterleibsorgane, Anfüllung des Herzens mit flüssigem, faserstoffarmem Blute, mitunter Austritt von sanguinolenter Flüssigkeit in den Pleura- oder Peritonaeal-Sack, Emphysem oder Oedem der Lunge, Vermehrung der Cerebrospinalflüssigkeit des Gehirns, Geruch verschiedener Körpertheile nach Blausäure werden häufig beobachtet.

§. 15. Vergiftung durch Phosphor.

Symptome: Wirkt der Phosphor in Substanz in grössern Gaben ein, so zerstört er die Gewebe, mit welchen er in Berührung kommt und erregt die Erscheinungen einer heftigen Magen-Darm-Entzündung, wodurch der Tod zuweilen schon nach 4 Stunden eintritt. War der Phosphor in Aether oder Fetten gelöst, und nun in Gaben von 1 bis 10 Gran zur Einwirkung gebracht, so entstehen Magen- und Darm-Schmerzen durch Entzündung in diesen Organen, Erbrechen von im Dunkeln leuchtenden Massen, Abführen, Erektionen, Harnbrennen, im Dunkeln leuchtender Athem und Harn, reichlicher Schweiss, Betäubung, Muskellähmung, Delirien, Ausbruch von Petechien, Tod. Die Heftigkeit dieser Erscheinungen richtet sich nach der Gabe, nach dem Lösungs- und Einhüllungs-Mittel, womit der Phosphor gegeben wurde. Gelangt fein zertheilter Phosphor durch die Lungen, oder durch die Verdauungsorgane in das Blut, so fehlen die ebengenannten Erscheinungen entweder ganz oder zum Theil, und es treten diejenigen Intoxikationssymptome hervor, welche auf Gehirn- und Rückenmarksaffection schliessen lassen, wobei dann auch die im spätern Verlaufe der Gastrointestinalaffection beobachteten Erscheinungen hervortreten, und sehr viel rascher zunehmen.

In Fabriken, in welchen Phosphordämpfe eingeathmet werden, leiden die Arbeiter an Bronchialkatarrh und Bronchitis mit gastrischer Complikation, wozu noch mancherlei Symptome gestörter Herz-, Lungen-, Cerebral- und Magenfunktion nebst Nekrose der Kieferknochen hinzutreten. Erscheinungen: Appetitlosigkeit, Brennen im Magen, Brechneigung, wirkliches Erbrechen, Kolik, Durchfall mit Tenesmus, Durst, Brustschmerz, Athmungsbeschwerden, hektisches Fieber, unregelmässiger Puls, Oedem der Füsse, erdfahle trockene Haut, cachektisches Gesicht, Ausfallen der Haare, Schmerzen in den Gelenken, allgemeine Tabes, Nekrose der Kieferknochen, Lähmungen, Tod. Verlauf der Krankheit: langsam.

Die pathologischen Veränderungen an den Leichen sind Corrosionen derjenigen Theile, mit welchen der Phosphor in Berührung gekommen ist, die Zeichen der vorhandenen Magen-Darm-Entzündung, Erweichung, Verschwärung und Durchlöcherung der Magenhäute, schwarze Flecken in denselben. Der im Dunkeln zuweilen leuchtende Inhalt des Magens besteht meist aus einer gelben oder gelb-röthlich-grauen, sehr sauren Flüssigkeit. Die Leichen sehen meist schmutzig-weiss und bleich aus, bieten in einigen Fällen von Phosphorvergiftung gar keine sichtbaren Veränderungen in den von Phosphor berührten Geweben.

Die Leber der mit Phosphor getödteten Individuen ist gewöhnlich dunkelroth gefärbt, sehr blutreich, die den Magen berührenden Lappen sind entzündet; die Milz ist bald zusammengezogen, bald ausgedehnt, oft sehr blutreich. Das Pankreas zeigte bisher keine aussergewöhnliche Beschaffenheit. Im Netz, im Bauch- und Zwerchfell trifft man zuweilen stellenweise die Zeichen der Entzündung. Die Nieren sind gewöhnlich dunkel gefärbt, und so wie das Herz, die venösen Gefässe der Brust, des Unterleibs, des Halses, des Schädels und der Hirnhäute mit dunkelm, flüssigem, an der Luft sich röthendem Blute angefüllt. Zuweilen kommt auf dem Gehirn plastisches Exsudat vor; seine Substanz ist aber meistens unverändert, theilweise etwas erweicht.

Wenn der Phosphor mit der Körperoberfläche in reibende Berührung kam, so pflegen tief eingreifende Brandwunden die Folge zu sein.

§. 16. Vergiftung durch Ammoniak, Aetzkali, kohlensaures Kali und Cyankalium.

A. Aetzammoniak.

Symptome: Bei örtlicher Anwendung auf den menschlichen Körper wirkt das Aetzammoniak als Reizmittel, zieht Blasen und zerstört bei längerer Anwendung die tiefere Hautparthie. In grossen Quantitäten innerlich genommen macht Aetzammoniak stark alkalischen Geschmack, Entzündung der Mundhöhle, der Schlingwerkzeuge, selbst des Magens, und beim höchsten Wirkungsgrade völlige Cauterisation, einen Brandschorf und Umwandlung der getroffenen Gewebe in eine breiartige Masse. Weil beim Verschlingen des Ammoniaks das Gas theilweise eingeathmet wird, so treten auch Erstickungsanfälle und konvulsivischer Husten mit einem Gefühl von heftigem Brennen und Zusammenschnüren im Schlunde ein. Der Tod erfolgt entweder durch Glottiskrampf in wenigen Minuten, oder nach längerer Zeit nach Würgen, Erbrechen, grosser Hinfälligkeit und Kraftlosigkeit, Convulsionen, in Folge von Magen-Darm-Entzündung.

Die Vergiftungserscheinungen durch Ammoniak sind bis jetzt nur ungenau beobachtet worden.

Die Diagnose der Vergiftung durch Ammoniak beim Lebenden wird am sichersten durch den charakteristischen Geruch des Ammoniaks gestellt werden.

Wie gross die Gabe von Aetzammoniak der Preuss. Pharm. sein muss, um den Tod zu bewirken, ist ungewiss. In einem von mir beobachteten Falle fühlte ein Patient nach 40 Tropfen des Aetzammoniaks in einem Esslöffel voll Wasser, 2stündlich 3 Mal genommen, nur Brennen im Halse und unbedeutende Schlingbeschwerden. Es hängt die Intensität der Wirkung auch vom Concentrationsgrade ab; je concentrirter, desto stärker ist sie. Um eine mit Tod endende Vergiftung zu bewirken, muss das Ammoniak unzenweise genommen werden.

Die Leichensektion weist gewöhnlich dünn-flüssiges Blut, Anätzung, Hyperhämie aller vom Ammoniak berührten Stellen, Erweichung, Abstossung der Mund- und Magen-Schleimhaut, seröse Infiltrationen, Brandschorfe, blutige Ergüsse im Magen und Darmkanale, Blutüberfüllung der Lungen nach.

B. Kali und Natron.

Symptome: Kaustischer, laugenhafter Geschmack, brennender Schmerz in den berührten Theilen, Zusammenschnürung im Schlunde, schmerzhaftes Schlingen, Uebelkeit, Würgen, heftiges Erbrechen stark alkalischer, oft blutiger Massen, furchtbare, durch Druck zunehmende Schmerzen in der Magengegend; die verätzten Theile, z. B. die Lippen, Zunge, Rachen etc. schwellen auf, die Kräfte sinken unter den Erscheinungen der Magen-Darm-Entzündung im hohen Grade, und das Abführen von oft blutigen, membranös-fetzigen Fäkalmassen erschöpft den Vergifteten noch mehr. Führt die Vergiftung rasch, etwa in 24 Stunden zum Tode, so bemerkt man schweres, rasselndes Athmen, kleinen frequenten Puls, Kälte der Hautdecken, besonders der Gliedmaassen, Störung des Bewusstseins, Convulsionen und Lähmungen.

Wird das Gift ganz oder theilweise ausgebrochen, so kann das Leben noch einige Zeit dauern. Das Erbrechen wiederholt sich, besonders beim Genusse von Speise und Trank, Schlingbeschwerden, blutige Stühle, Abmagerung und andere Erscheinungen von Verschwärung und Zerstörung der Speiseröhre, des Magens und Darms, und Assimilationsstörungen treten ein, und wenn dann die Krankheit sich noch einige Zeit hinzieht, so entstehen Strikturen der Speiseröhre mit oder ohne Verschwärung und in Folge dieser endlich der Tod. (Falck.)

C. Kohlensaures Kali.

Vergiftungen durch den innern Gebrauch von fixen Alkalien, z. B. von kaustischem Kali, sind wenig bekannt; häufiger dagegen die durch kohlensaure Alkalien, z. B. durch kohlensaures Kali. Eine halbe Unze von dem letztern auf ein Mal genommen, ist im Stande, einen Menschen zu tödten. Ein Weinglas voll einer concentrirten Lösung des kohlensauren Kali veranlasste den Tod unter den Symptomen einer chronischen Entzündung des Nahrungskanals nach vier Monaten.

Symptome: Das kohlensaure Kali in einer Gabe von $^1/_2$ Unze und darüber bringt eine heftige Reizung der Schlingapparate und des Magens, Würgen, Erbrechen enormer Schleimmassen, oft vermischt mit Blut, dann Durchfall und oft Magen- und Darm-Entzündung in den verschiedensten Abstufungen hervor. Wenn die schleunige Entleerung der eingeführten Stoffe mangelhaft oder gehindert ist, so treten tiefere Störungen des Nervenlebens, Schwindel, Zittern, Bangigkeit, kurzer Athem, Convulsionen, Ohnmachten und zuletzt der Tod ein.

Die Veränderungen in der Leiche sind nach der Einwirkung des kaustischen Kali (unter übrigens gleichen Umständen) am heftigsten, weniger eingreifend nach der Einverleibung des kohlensauren Kali. Bei den leichtern Graden der Wirkung findet man die Schleimhaut des Magens, des Schlundes, öfters auch die des Dünndarms stellenweise geröthet, blutreich, bei höhern Graden stark injicirt, dunkelroth gefärbt, hin und wieder ekchymosirt, erweicht, von blutig gefärbten Schleimmassen bedeckt. Nach Vergiftung mit kaustischem Kali sind diese Veränderungen gewöhnlich bedeutender: die Schleimhaut der Mundhöhle, besonders aber die des Rachens, der untern Parthieen der Speiseröhre, ist stark entzündet, erweicht, selbst in eine breiige Masse umgewandelt; nicht bloss die Schleimhaut des Magens, sondern auch die tiefern Schichten, die Muskelhaut sind entzündet, serös infiltrirt, stellenweise ulcerirt, oder in Brei verwandelt, und, wie Orfila behauptet, auch sehr oft durchbohrt. Bei Menschen wurden Magendurchbohrungen nach Vergiftung mit Alkalien nie wahrgenommen; dagegen ist die Schleimhaut meist erweicht, leicht abstreifbar, oft in eine breiartige Masse verwandelt. War die Vergiftung nicht akut tödtlich, so wird sie es häufig durch nachfolgende Schwindsucht, und man findet dann die ihr angehörigen pathologisch-anatomischen Veränderungen in der Leiche.

D. Die Wirkungen des Cyankaliums

sind die der Blausäure. Einige Gran reichen schon hin, um einen Menschen zu tödten. Einige Tropfen der Auflösung von Cyankalium auf die Zunge gebracht, veranlassen ein Gefühl von Kälte, zugleich mit bitterm Geschmack, nachher Kratzen und Zusammenschnüren im Schlund, welches in Prickeln und Brennen übergeht. Grosse Dosen bewirken wie die Blausäure sehr raschen Tod.

Die Leichenerscheinungen ergeben nichts Charakteristisches und sind denen von Blausäurevergiftung ähnlich.

§. 17. Vergiftung durch Arsenik.

Die Symptome sind verschieden, je nachdem das Arsenik in grossen rasch vergiftenden, oder in kleinen langsam wirkenden Gaben zur Einwirkung gelangt. Es kommt hier indessen sehr auf die Arsenikpräparate an. Von den zu Vergiftungen gebräuchlichen Präparaten wirkt das arsenigsaure Kali am heftigsten, dann folgt die arsenige Säure und das Schwefelarsen. Wie gross die einmalige Gabe dieser Präparate sein müsse, um sicher eine Vergiftung hervorzurufen, oder wie klein die oft zu wiederholende Gabe gegriffen werden könne zur Erreichung dieses Zweckes, darüber sind die Aerzte nicht einig. Vom arsenigsauren Kali kann man 10 Gran, von arseniger Säure 30, und vom Schwefelarsenik 40 bis 60 Gran als ungefähre Gabe annehmen, welche den Tod bewirkt, wenn das Gift nicht durch Erbrechen oder Gegengifte unwirksam gemacht wird.

Nach grossen Gaben wurden beobachtet: süsslich zusammenziehender, alsbald scharfer Geschmack, Heiserkeit, Zusammenziehen im Schlunde, Würgen, Uebelsein, Erbrechen wässrig-schleimiger, oft blutiger Flüssigkeiten, Brennen in der Oberbauchgegend, Kolikschmerzen, Durchfälle (oft blutig, schwarzbraun), Meteorismus, überhaupt die Erscheinungen einer heftigen Magen-Darm-Entzündung. Dabei ist der Harn roth, oft blutig oder ganz unterdrückt; Krämpfe der Extremitäten, des Rumpfes, Angst, Dyspnoe, Frost, Herzklopfen, Blässe und Entstellung des Gesichts, schwacher, kleiner Puls, selbst Ohnmacht, Bewusstsein nicht oder selten gestört, Tetanus, Tod.

Kleine Dosen (von $^1/_{20}$ bis $^1/_{10}$ Gran der arsenigen S.) oft wiederholt erzeugen ein erhöhtes Wärmegefühl in der Magengegend, gesteigerten, später verringerten Appetit, Ekel, Brennen in der Magengegend, Speichelfluss, Zusammenschnüren der Kehle, Heiserkeit, Würgen, Uebelkeit, Erbrechen, Fieber, Herzklopfen, Durchfälle, Neuralgien, besonders am Kopfe, Röthe und Oedem der Augenlider, des Gesichts, der Beine, Mattigkeit, Schmerzen in den Gliedern, Contracturen, Hautausschläge, Ausfallen der Haare, auch die Erscheinungen einer chronischen Magen-Darm-Entzündung, der nach allgemeiner Abmagerung und Siechthum der Tod folgt.

Die Symptome sind bei Arsenikvergiftung sehr wechselnd und nicht constant.

Das vorstehend in groben Umrissen entworfene Bild der Arsenikvergiftung bedarf der nachstehenden sorgfältigern Ausführung, da die Arsenikvergiftungen sehr häufig und für die gerichtsärztliche Praxis sehr wichtig sind. Falck hat in dem Handbuche der speciellen Pathologie und Therapie von Virchow, Bd. II., Abth. 1, unter sorgfältiger Benutzung der massenhaften Arsenikliteratur die Symptome der Arsenikvergiftung zusammengestellt, und ich erlaube mir dieselben hier mitzutheilen.

A. Akute (rasch verlaufende) Arsenikvergiftung.

a. Akutes Leiden der Haut durch Arsenik

entsteht, wenn Arsenik in Form von wässrigen Lösungen, oder von Salben, oder von Linimenten, oder von Pasten mit der Haut in Berührung gesetzt wird, aber auch, wenn im Verlaufe einer akuten, durch Arsenik erzeugten Darmaffection das Gift aufgesogen und mit dem Blute zu den Hautdecken hingeführt wird.

Symptome: Lebhafte Stiche, starke, brennende Schmerzen mit erysipelatöser Geschwulst, welche sich bald an der Einwirkungsstelle, bald auch über andere grössere Hautstrecken zeigen. Leidet die ganze Haut, so erhebt sich die erysipelatöse Geschwulst unter starker Fiebererregung mit sehr frequentem harten Pulse. Ist die erysipelatöse Geschwulst mit wachsendem Fieber zur vollen Entwickelung gelangt, so bilden sich nicht selten auf der entzündeten Haut mancherlei, zuweilen selbst missfarbige und blutige Ausschläge aus, die sich bald in Form von Vesikeln und Pusteln, bald in mehr oder weniger ausgebreiteten Blasen erheben und die verschiedensten Stellen des Körpers, namentlich das geschwollene Gesicht und den Hodensack einnehmen. Bleibt der Patient am Leben, so nimmt das Fieber ab, die Hautauschläge platzen, verwandeln sich in brandige und blutende Geschwüre, oder verschorfen und verheilen unter reichlicher Abstossung der Epidermis und der Haare.

Bei dem Hautleiden treten noch andere Erscheinungen eines Allgemeinleidens, unter vorzugsweisem Ergriffensein bald dieses bald jenes Organs auf: Speichelfluss, dicker Zungenbelag, Entzündung und Schwellung des Rachens, Schlingbeschwerden, Durst, Erbrechen, Auftreibung des Unterleibs, Schmerzhaftigkeit desselben beim Druck, Durchfall, Harnverhaltung, sparsamer Urin, Nieren- und Harnblasenschmerzen, Schmerz in der Brust, Husten, Athmungsbeschwerden, Kopfschmerz, Schwindel, Ohnmacht, Schlaflosigkeit, Zittern, Convulsionen, Neuralgien, Wadenkrämpfe, Delirien, Coma. Endlich kann der Kranke noch durch starke Abscesse und durch Hektik zu Grunde gehen.

b. Akute Leiden der ersten Wege durch Arsenik.

Sie entwickeln sich, wenn Arsenik innerlich in kleinern und mittlern Gaben genommen wurde.

Symptome: Zusammenziehender, herber styptischer, zuweilen selbst ätzender Geschmack, der aber auch gänzlich fehlen kann, Gefühl von Brennen, Hitze und spasmodischer Constriction im Munde, Schlunde, in der Speiseröhre und in dem Magen, profuse Absonderung von Speichel, häufiges Ausspeien, Stumpfheit der Zähne, so wie endlich Schwellung und Funktionsstörung des vom Gifte betroffenen und getränkten oberen Abschnittes der Speisewege. Greift das Arsenik in die Schleimhaut des Magens ein, so folgt in 1—2—4—6 Stunden, seltener schon früher ein Gefühl von brennendem Schmerze in der Magengegend, so wie Uebelkeit, Würgen und Erbrechen, von welchem das Letztere sehr häufig wiederkehrt, lange anhält und die Ausscheidung mit Speisen, oder mit Galle, Blut und den getrunkenen Flüssigkeiten gemengten, jedenfalls arsenikhaltigen Schleimmassen zur Folge hat. Bald darnach fängt in der Regel auch der Darmkanal zu leiden an, was gewöhnlich unter starker Auftreibung, zuweilen unter krampfhafter Retraction des Unterleibs, heftigen Kolikschmerzen, profusen Durchfällen von grünlichen oder schwärzlichen, oder sanguinolenten, höchst übelriechenden Massen, oder im Gegentheil unter Stuhlverhaltung, starkem Tenesmus und heftigem Afterschmerze geschieht. In dem Maasse als sich die Entzündung der ersten Wege ausbildet, wächst die Temperatur des Unterleibs sehr auffallend, und Letzterer wird so empfindlich, dass die lebhaftesten Schmerzen bei den Zufällen entstehen. Zu diesen Symptomen der Intestinalaffection gesellen sich auch andere, die wenigstens zum Theil in mehrfachen Leiden entfernter Organe begründet sind. Als solche sind zu nennen: ungeheure Adynamie, zunehmende Angst, heftiger Durst, dessen Befriedigung starkes Erbrechen zur Folge hat, Schluchzen, aufgetriebenes, geröthetes Gesicht, glänzende, injicirte Augen, beschleunigter, entwickelter, wenn auch unregelmässiger Puls, starke, ja zuweilen stürmische und ungleiche Herzschläge, gestörte dyspnoische Respiration, Ohnmachten, juckendes Gefühl in der brennenden Haut, die sich mit Schweissen oder auch jetzt schon mit Frieselbläschen, Pusteln oder nesselartigen Papeln bedeckt, so wie endlich sparsamer, hochgestellter oder sanguinolenter Urin. Verläuft die Intoxikation weiter, so treten die Zeichen des Collapsus, der tiefsten Adynamie und der drohenden Paralyse ein. Das Gesicht des Patienten wird bleich und entstellt, die Stimme klanglos, die Augen sinken tiefer zurück und werden gläsern oder von missfarbigen Ringen umzogen, die Hautdecken werden kalt und unempfindlich, besonders zunächst an den untern Extremitäten, die Herzschläge werden schwach und kaum merklich, die Pulse klein, intermittirend und bedeutend abnehmend, die Respiration langsam und schwierig, während Kopfschmerzen, schwache Delirien, Stupor, Zittern, convulsivische Muskelzuckungen, besonders in dem Gesichte, spasmodische Muskelkontraktionen, besonders an den Waden, neuralgische Schmerzen, Ohnmachten, allgemeine Convulsionen, die nicht selten mit Trismus verbunden sind, paretische und paralytische Erscheinungen sich einstellen, und dem Leben des Patienten ein Ende machen. Sich selbst überlassen, verläuft die Intoxikation in Zeit von einigen Tagen bis zu einigen Wochen oder Monaten und kann ebensowohl zum Tode führen, als in unvollkommene oder vollkommene Genesung ausgehen. Endet die Intoxikation mit dem Tode, so erfolgt derselbe nur selten vor Ablauf von einigen Tagen, häufig im Verlauf der ersten Woche, seltener nach vielen Wochen und Monaten. Der Tod tritt ein, entweder unter den Erscheinungen einer Cerebrospinalaffection, oder des Brandes, oder der Vereiterung oder der Consumtion und Hectik (Tabes arsenicalis). Ehe dieses höchst ungünstige Ende der Krankheit eintritt, kommt es zuweilen noch zu Entzündungen dieses oder jenes entfernten Organs, als der Lungen, der Pleuren, der Genitalien, der Hautdecken, wobei im letzten Falle höchst üble, petechien- und blatterartige, heftig brennende und juckende Flecken und Pusteln, oder selbst Blasen auf der Haut erscheinen, die unter allgemeiner Abschuppung der Oberhaut, und unter Ausfallen der Haare und Nägel in langwierige Geschwüre übergehen. Ebenso können aber auch Gangrän der Sexualorgane oder der Extremitäten, Lähmungen der Hände und Füsse, epileptische Zufälle, Catalepsie, Schlafsucht, Blöd- und Wahnsinn, Oedeme, Anasarka, Wassersuchten und Zehrungen sich einstellen, ehe der Tod den Leiden des Patienten ein Ende macht. Geht die Intoxikation in unvollkommene Genesung aus, so bleiben bald chronische Nervenleiden (Epilepsie, Blödsinn, Wahnsinn, Lähmungen, Anästhesieen, Neuralgieen, Zittern u. s. w.), bald chronische Leiden der ersten Wege (Verdauungsfehler, Diarrhöen, spasmodische Affectionen, chronische Entzündungen, Ulcerationen, Verdickungen etc.), bald chronische Leiden anderer Eingeweide, als der Lungen, der Leber, der Nieren, der Harnblase, bald chronische Fehler des Stimmapparats, (Aphonie), bald chronische Leiden der Hautdecken (Ausschläge, Geschwüre, Oedeme u. s. w.), bald chronische Fehler der gesammten Ernährung (Atrophie, Zehrung u. s. w.) zurück, die das fernere Leben des Patienten immer mehr oder weniger bedrohen. Endet die Intoxikation mit vollkommener Genesung, sei es in Folge einer kräftigen und einsichtsvollen Kunsthülfe oder in Folge der natürlichen Kräfte des Körpers, so müssen begreiflich alle toxischen Läsionen und Alterationen zur völligen Ausgleichung gelangen, was mitunter sehr rasch, mitunter erst nach vielen Wochen und Monaten geschiebt.

c. Akute Cerebrospinalaffection durch Arsenik (Encephalomyelopathia arsenicalis acuta, Arsenicismus cerebrospinalis.

Diese Affection, welche schon Ettmüller und Heberden kannten, kommt zuweilen zu Stande, wenn Arsenik in sehr bedeutenden Dosen oder in wässrigen Lösungen applicirt wird, und ohne Verletzung der Applicationsorgane (Haut, Magen) rasch resorbirt, in das Blut übergeführt wird, und mit demselben höchst störend in das Gehirn und Rückenmark eingreift. Ebenso kann aber auch die Affection der Infusion von aufgelöstem Arsenik in das Blut, wie der Absorption von Arsenik durch Wunden und Geschwüre nachfolgen, vorausgesetzt, dass das Gift alsdann seine deletären Wirkungen auf die Centren des Nervensystems hinrichtet. Bei der Sektion der Individuen, welche dieser Intoxikation erliegen, findet man, wie vielfache Untersuchungen dargethan haben, die ersten Wege, wenn sie das Atrium des Giftes waren, ganz unversehrt, dagegen die Membranen des Gehirns mit vielem dunkeln, flüssigen, oder dicken Blute erfüllt, und die Ventrikel des Gehirns zuweilen ganz strotzend von seröser Flüssigkeit. Die Intoxikation, welche mitunter schon in 1—2 Stunden, häufiger in Zeit von 6—12 Stunden zu Tode führt, beginnt nicht selten mit Erbrechen, das zuweilen schon 5—10 Minuten, zuweilen erst 20—30 Minuten nach der Einführung des Giftes sich einstellt, aber keineswegs so anhaltend und häufig ist, als das Erbrechen, welches die Intestinalaffection im Gefolge hat. Symptome eines Magen- oder Darmleidens, als Schmerzhaftigkeit des Epigastriums, gesteigerte Temperatur desselben, Auftreibung des Unterleibs und dergl. fehlen dabei ganz und gar, dagegen klagt der Patient sehr bald über Eingenommenheit des Kopfes, über Schwindel und Kopfschmerz, während das Gesicht desselben anfangs turgescirend und geröthet, später collabirt und bleich oder cyanotisch erscheint. Erreicht die Affection des Gehirns ihren Gipfel, so folgen bei grosser Kälte der Gliedmaassen und unregelmässigem, schwachem verschwindenden Pulse ungeheure Prostration und Adynamie, Ohnmachten, Delirien, Coma mit Erweiterung der Pupillen, Anästhesie, partielle und allgemeine Convulsionen, die mitunter selbst tetanisch erscheinen, so wie endlich eine allgemeine Paralyse. Erholt sich der Patient bei einer glücklichen Behandlung, so bleiben nicht selten Lähmungen einzelner Glieder und chronische Hirnleiden, als habitueller Schwindel, Kopfschmerz, Gedankenflucht u. s. w. zurück. Die Diagnose dieser Intoxikation kann bei Unkenntniss der anamnestischen Verhältnisse sehr schwierig sein, weil eine Verwechselung mit Intoxikationen durch narkotische Gifte sehr nahe liegt. Im Zweifel über die Diagnose muss man sich durch chemische Untersuchungen verdächtiger Substanzen und der Ausleerungen des Vergifteten Aufklärung verschaffen.

d. Asphyxie durch Arsenik (Asphyxia arsenicalis. Arsenicismus asphycticus).

Diese Affection kann sowohl durch Einathmen von Arsenikdämpfen, als durch Resorption von aufgelöstem Arsenik durch die Schleimhaut der ersten Wege oder durch eine Geschwürs- oder Wundfläche, sowie endlich durch unmittelbare Zufuhr einer Arseniklösung zu dem Blute entstehen, und kommt immer zu Stande, wenn das Gift ganz entschieden in die Organe der Circulation und Respiration eingreift und deren Function unterbricht. Die Symptome, mit welchen die Intoxikation auftritt, haben einige Aehnlichkeit mit der Cholera asiatica, zumal das Leiden sich mitunter sehr rasch und zuweilen selbst unter starkem Erbrechen und Durchfall entwickelt. Gewöhnlich beobachtet man dabei ein auffallend collabirtes, entstelltes Gesicht, eine blasse oder cyanotisch gefärbte, mit kalten Schweissen bedeckte Haut, ausserordentliche Kälte der Gliedmaassen, einen kleinen, fadenförmigen, kaum fühlbaren Puls, oder wohl gar völlige Pulslosigkeit, Präcordialangst, häufige Ohnmachten, behinderte oder völlig unterdrückte Respiration, ungeheure Adynamie und endlich nach vorausgegangenen Convulsionen, die aber auch fehlen können, einen raschen Eintritt des Todes.

B. Chronische Vergiftungen durch Arsenik (Arsenicismus chronicus. Morbi ex usu Arsenici chronici).

Die chronischen Arsenikvergiftungen, welche bei allzulang andauernder Einwirkung von kleinen Dosen Arsenik entstehen, und verschieden geartet sind, haben in Analogie mit den Bleikrankheiten allesammt das Eigene, dass sie bei längerem Bestande und bei fortdauernder Zufuhr von Gift in die Arsenikzehrung (Tabes arsenicalis), die höchste Stufe der Arsenikdyskrasie und Cachexie, ausgehen und damit ihr Ende erreichen.

a. Die Arsenikzehrung (Tabes arsenicalis, Arsenicismus tabescens chronicus).

Diese Affection kommt noch am häufigsten bei Berg- und Hüttenleuten, welche mit Arsenik und Arsenikdämpfen zu schaffen haben, seltener bei den einer Arsenikmedication unterstellten Individuen vor, und gehört völlig entwickelt zu den fatalsten Intoxikationskrankheiten, welche zur Behandlung des Arztes gelangen.

Symptome und Verlauf.

Die durch Arsenik veranlasste Tabes kann für den Beobachter in verschiedener Weise beginnen, wenn sie auch immer aus der Arsenikdyskrasie oder der Cachexie erwächst. Nicht selten geht der Tabes ein ausgesprochenes Leiden der ersten Wege (Intestinalcatarrh, Entzündung des Magens und Darms, Helkose), oder der Respirationsorgane (Bronchitis, Bronchopneumonie, tuberculöse oder purulente Phthise), oder des Nervensystems (Leiden des Gehirns, des Rückenmarks, des Herznervensystems), oder der Hautdecken (papulöse, vesiculöse, pustulöse Hautausschläge, erythematöse, erysipelatöse und andere Affectionen), oder der Augen (Conjunctivitis) voraus, das sich allmählich steigert, und mit andern Leiden verknüpft, bis sich endlich die Tabes mit allen Erscheinungen der Consumtion und Hektik hinzugesellt. Verläuft ein solcher Krankheitsprocess, wie zum Oeftern beobachtet wurde, in der Weise, dass derselbe mit einem ausgesprochenen und sich allmählich steigernden Leiden der ersten Wege anhebt, sich alsdann auch auf andere Organe verbreitet und mit der, durch mancherlei Leiden complicirten Tabes endet, so lässt das vergiftete Individuum folgende Symptome erkennen: der Appetit des

Patienten ist völlig vernichtet; Uebelkeit, Würgen, Erbrechen, heftiger Kolikschmerz mit Durchfall oder Verstopfung folgen auf jeden Speisegenuss; dabei ist der Unterleib schmerzhaft beim Zufühlen und bald tympanitisch aufgetrieben, bald abgeflacht, bald spasmodisch retrahirt; die Mundhöhle bald trocken und brennend heiss, oder in Folge einer profusen Speichelabsonderung, oder eines Speichelflusses mehr oder weniger angefeuchtet. In jedem Falle ist der Durst des Patienten sehr rege. Die Zunge des Patienten ist entweder feucht und weiss oder gelblich belegt, oder aber trocken und roth. Neben diesen Symptomen eines ausgebildeten Intestinalleidens, das gewöhnlich mit trockener heisser Haut und frequentem Pulse verknüpft ist, bemerkt man sodann noch andere, welche das eingetretene Leiden der Lungen und anderer Organe verrathen. Nicht selten klagen die Patienten über Schmerzhaftigkeit und Stiche in der Brust, über Oppression, Athmungshemmung, Husten und behinderten oder colliquativen Auswurf, über Schmerzhaftigkeit der injicirten oder entzündeten Conjunctiva der Augen, über Schmerzhaftigkeit und Jucken der gereizten, entzündeten oder mit Ausschlägen bedeckten Haut. Ueberdiess sind gewöhnlich eine Reihe von Erscheinungen zu constatiren, welche ein mehr oder weniger tiefes Ergriffensein des Nervensystems bekunden. Bei ausgesprochenem Leiden des Gehirns klagen die Patienten jetzt, wenn nicht schon früher, über Kopfschmerz, Schwindel, Funkensehen, Schlaflosigkeit, über ängstliche Träume und Aufschrecken aus dem Schlafe, oder über Stumpfheit des Geistes, Gedankenflucht, Gedächtnissschwäche, oder über eine unmotivirte Traurigkeit und Morosität, oder über eine eigenthümliche Exaltation der psychischen Functionen mit beständiger Unruhe und Angstgefühl. Bei ausgesprochenem Leiden des Rückenmarks und der Herznerven, das gleichzeitig mit dem Hirnleiden, aber auch für sich allein aufkommen kann, findet man bald eine in Hyperästhesie des Rückenmarks fussende Schreckhaftigkeit, bald Formication in den sensibeln Nerven der Extremitäten, bald eine mehr oder weniger ausgebildete Anästhesie der Hautnerven, bald Neuralgieen und Arthralgieen, bald ein mehr oder weniger ausgebildetes und verbreitetes Zittern, bald spasmodische Contractionen der Waden, oder anderer Muskelgruppen, bald convulsivische Zuckungen einzelner oder vieler Muskeln des Rumpfs und der Extremitäten, bald paretische oder paralytische Affectionen der unteren, seltener der obern Gliedmaassen, bald endlich tiefe Ohnmachten, oder bedeutendes Herzklopfen, oder andere Erscheinungen gestörter Herzinnervation. Bis zu diesem Grade entwickelt, bedarf der Krankheitsprocess keines besonderen Anstosses, um die Tabes in ihr sicheres Geleise eintreten zu lassen. Die völlige Vernichtung der Chymification und Chylification zu Folge des mit Erbrechen und Durchfällen verbundenen Intestinalleidens, die grössere oder geringere Störung in der Circulation, Respiration und der Innervation genügen vollkommen, um die der Tabes zu Grunde liegende Consumtion einzuleiten. Ist die Zehrung im Gange, so nimmt der Patient zusehends an Umfang und Körpergewicht ab, bis er am Ende wie ein klägliches, nur noch von Haut bedecktes Gerippe aussieht.

In der Leiche ergibt die Sektion, wenn die Vergiftung durch die Haut stattfand, ausser den, während des Lebens schon beobachteten Erscheinungen auf der Haut, auch entzündliche Symptome auf der Schleimhaut der Verdauungsorgane, sowie die andern Alterationen, welche auch nach der innern Einverleibung des Arseniks wahrgenommen werden.

Diese sind: Zeichen von Entzündung, von ekchymotischer oder seröser Infiltration, Erweichung, Verschwärung, Durchbohrung, Schorfbildung, Brand, gewöhnlich an den Magen- und Darm-Häuten; zuweilen dünnflüssiges, zuweilen dickes, dunkles Blut; ekchymotische Röthung der innern Herzwand, Ekchymosen im Muskelgewebe des Herzens; Blutfülle der Lunge, Leber, Milz und Nieren, oder Zeichen von Entzündung oder Vereiterung derselben; Anfüllung der Hirnhäute (und der Rückenmarkshäute) mit sehr vielem dünnen Blute, keine Veränderungen in der Hirn- und Rückenmarkssubstanz; langsames Faulen, Mumifikation und Vertrocknung der Leichen.

Bei langsamer Arsenikzehrung sind die Individuen besonders stark eingeschrumpft, mumienähnlich; Muskulatur atrophisch, stellenweise in eine sehnig-zellige Substanz verwandelt. Schwinden des Fettes, theilweise Entzündung und Verschwärung des Magens oder Darms, Atrophie, theilweise Verhärtung der Leber, Milz und anderer drüsiger Organe, die Zeichen der Bronchitis, Bronchopneumonie, der tuberkulösen oder eitrigen Entartung, werden bei der langsamen Arsenikvergiftung beobachtet, wogegen man weder im Gehirne, noch im Rückenmarke, noch in den Nerven durch die Sektion pathologisch-anatomische Veränderungen nachweisen kann.

§. 18. Vergiftung durch Brechweinstein und Antimonchlorid.

Beide Mittel haben, wenn sie in vergiftenden Dosen genommen werden, ähnliche Erscheinungen in ihrem Gefolge. Der Brechweinstein wird von beiden zu Vergiftungen am häufigsten gebraucht. In grossen Gaben sind seine Symptome: Heftiges Erbrechen, Durchfälle, Gefühl von Zusammenschnüren im Halse, Schmerzen in der

Magengegend, im Unterleib, Bangigkeit, Athemnoth, Krämpfe, Schwindel, Collapsus, Ohnmacht, funktionelle Störungen der Nervencentra, Lähmung der Lungen- und Herz-Nerven, Tod.

Nach längerem Gebrauch der obigen Antimonpräparate in kleinern Gaben beobachtet man die Erscheinungen eines chronischen Catarrhs, oder einer chronischen Entzündung des Verdauungskanals, Hautausschläge, gestörte Nerventhätigkeit und zunehmendes Siechthum.

Welche Gabe tödtliche Wirkungen hervorbringen müsse, lässt sich im Allgemeinen nicht sagen; vom Brechweinstein möchten wohl 30 bis 60 Gran, vom Antimonchlorid eine halbe Unze, auf ein Mal genommen, zur Tödtung eines Menschen hinreichen.

Die pathologisch-anatomischen Veränderungen, welche am häufigsten beobachtet werden, bestehen in einer Injektion des Darmkanals mit oder ohne Blutextravasate, Erosionen und Verschwärungen in der Speiseröhre und im Magen; häufig hat man auch Erweichung der Magenschleimhaut, Geschwürs- und Pustel-Bildung und nach anhaltendem Gebrauch kleinerer Gaben in Folge des Intestinalcatarrhs Hypertrophie der Follikel gefunden. Stomatitis, Angina, Lungenentzündung und Hepatisation will man auch zuweilen gefunden haben. Es sind aber auch tödtliche Vergiftungsfälle bekannt, in welchen keine, oder nur unerhebliche Veränderungen in der Leiche beobachtet wurden.

§. 19. Vergiftung durch Quecksilber.

Die verschiedenartigsten Quecksilbermittel können dem Leben der Menschen Gefahr bringen. Von ihnen sind die zu Vergiftungen gebräuchlichsten: der Sublimat, der rothe und weisse Präcipitat und das salpetersaure Quecksilber.

Die Symptome, welche sie bei gesunden Menschen hervorbringen, sind äusserst verschieden. Werden grosse Dosen derselben genommen, so erscheinen: metallischer, herber Geschmack, Schmerzen im Munde, Schlunde, Gefühl von Zusammenschnüren im Halse, Speichelfluss, Uebelsein, Würgen, Erbrechen, Durchfall mit Schmerzen in der Oberbauchgegend und im ganzen Unterleib, oft mit Entleerung blutiger Massen, Stimmlosigkeit, Schlucksen, Meteorismus, Tenesmus, kalter Schweiss, Bangigkeit, kurzer Athem, kleiner, aussetzender Puls, Harnbeschwerden, Convulsionen, Krämpfe, Betäubung, Tod.

Ueber die tödtlich wirkende Gabe lässt sich nichts festsetzen; eine Drachme Quecksilbersublimat lässt sich wohl als eine solche ansehen.

Die Wirkung der Quecksilberpräparate ist nach ihrer chemischen

Zusammensetzung, nach den Gaben, und nach der Art der Anwendung sehr verschieden. Sie bringen alle auf den Applikationsorganen Reizung und Entzündung in höherm oder geringerm Grade hervor, am wenigsten das Oxydul und Calomel, am meisten die Oxyde und das Quecksilberchlorid. —

Die Quecksilbersalze werden im Magen und Darm verändert: Calomel verwandelt sich zum Theil in Schwefelquecksilber und wird in den Darmsäften zum Theil gelöst, Sublimat geht mit dem Eiweiss des Magens und Darms Verbindungen ein, die theilweise resorbirt werden. Quecksilber-Oxydulsalze können durch Eiweiss, die Contenta des Magens, die Speisen und andere organische Stoffe, so wie auch durch mehrere Metalle und Metallsalze zu regulinischem Quecksilber reducirt werden; das Oxydul kann sich in regulinisches Quecksilber und in Oxyd verwandeln.

Die allgemeinen Quecksilberwirkungen treten nach längerer Darreichung der Quecksilbermittel in kleinern und mittlern Gaben ein. Sie äussern sich zunächst als Catarrh der Mund-, Magen- und Darm-Schleimhaut. Die Absonderung derselben, der Bronchien, der Drüsen, der Leber etc. wird vermehrt, die Harnabsonderung wird am wenigsten verändert, einige Bestandtheile des Harns erscheinen vermehrt, andere vermindert*), dagegen scheiden die Haut und die Speicheldrüsen viel mehr aus.

Steigert sich die Quecksilberwirkung, so nehmen alle vorstehenden Symptome an Stärke zu: es stellt sich Frösteln und Fieber ein, Gaumen, Zahnfleisch, Zunge werden schmerzhaft, schwellen, das Zahnfleisch wird blutroth, blutet leicht und wird nebst den Zähnen mit weisslichen Exsudatmassen belegt. Die Speicheldrüsen schmerzen, sondern reichlichen Speichel ab, Zahnfleisch und Mundschleimhaut verschwären, der Athem stinkt, die Zähne werden locker, die Körperverluste werden sehr bedeutend, die ganze Assimilation wird untergraben, und es bildet sich ein hydrämischer Zustand aus.

Werden kleinere und mittlere Dosen fortgegeben, oder kommen grosse zur Einwirkung, so bilden sich schon bald am Zahnfleische grosse Geschwüre, die Zunge schwillt, der Speichel fliesst pfundweise aus, die Zähne fallen aus, überall, besonders aber in Schleimhäuten, im lockern Bindegewebe offenbart sich eine Neigung zu Blutanschoppungen, zu wässrig serösen, blutigen Ausschwitzungen, das Gesicht, die unteren Gliedmaassen schwellen wassersüchtig an, die Haut be-

*) Meine hierüber angestellten neuen physiologischen Versuche werde ich baldigst veröffentlichen.

kommt eine schmutzig blasse, gelbliche Färbung, es treten reichliche, mit Galle und Blut vermischte Durchfälle ein.

Die Fiebersymptome, Mattigkeit, Kopfschmerz etc. weisen auf eine Störung des Nervenlebens hin. In noch höherm Grade findet dies statt, wenn Quecksilber lange Zeit hindurch einwirkte, wie bei Metallarbeitern u. s. w. und jetzt flüchtige, wandernde Schmerzen in den Gliedern und in der Oberbauchgegend, neuralgische Leiden, Kriebeln und convulsivisches Zittern in den Händen und Armen, Stottern, Zuckungen, Convulsionen eintreten, welche letztere nicht selten mit Lähmung endigen. Hierzu gesellen sich: Herzklopfen, Bangigkeit, Athmungsbeschwerden, grosse Hinfälligkeit, Hallucinationen, Delirien, Trübsinn, Blödsinn oder Manie. Diese Complexe von Symptomen und Störungen hat man theils Merkurialfieber, theils Merkurial-Erethismus, -Rheumatismus, und Merkurial-Hypochondrie genannt.

Diese Zustände können sich noch steigern und in den Tod übergehen, oder wenn Besserung eintritt, so ist fortdauerndes Merkurialsiechthum die Folge davon (Oesterlen's Heilmittellehre S. 94 etc.). —

Die Sektion der mit Quecksilber Vergifteten ergibt, wie schon aus der Verschiedenheit der oben beschriebenen Krankheitssymptome folgt, einen sehr verschiedenen Befund. Im Magen und Darmkanal findet man gewöhnlich die Erscheinungen der Entzündung in verschiedenen Graden, die Schleimhaut ist injicirt, zuweilen schwarzbraun gefärbt, stellenweise mit Blut infiltrirt, öfter mit graulichweissen Flecken durch Anätzung, oder mit diphtheritischen, ausgeschwitzten Massen bedeckt. Auch die Schleimhaut des Mastdarms ist oft injicirt, selbst entzündet, desgleichen der Rachen, das Gaumensegel, das Zäpfchen und die Bronchialschleimhaut. Auf der Darmschleimhaut entstehen zuweilen Geschwüre von missfarbigem Ansehen. Die Lungen sind blutreich, mit Blutwasser infiltrirt, oft von Ekchymosen durchsetzt. Das Herz ist schlaff, das Endokardium öfters ekchymosirt.

§. 20. Vergiftung durch Kupfer.

Von den Kupferverbindungen werden der Grünspan und der blaue Vitriol am häufigsten zu Vergiftungen gebraucht. Sie sind in ihrer Wirkung auf den menschlichen Organismus einander sehr ähnlich.

Die Symptome der Kupfervergiftung sind durch Beobachtungen von Dr. Paasch (s. Casper's Vierteljahrsschr. 1. Bd. 1. Heft. S. 79) sehr zweifelhaft geworden. Das Symptomenbild einer Kupfervergiftung wird uns von den verschiedenen Schriftstellern verschieden gezeichnet. Nach Falck, a. a. O. S. 148 sind zu unterscheiden:

a. Verätzung der ersten Wege durch Kupfersalze (Gastroenteropathia cuprica e' cauterisatione).

Diese kann veranlasst werden, wenn grosse Dosen von Kupfervitriol, Kupfersalpeter, Kupferchlorid, essigsaurem Kupfer, Grünspan und dergl., sei es für sich allein, oder mit Speisen und Getränken vermengt, in die ersten Wege gerathen. Namentlich kann diese Vergiftung zu Stande kommen, wenn durch den Gebrauch von unverzinnten oder schlecht verzinnten kupfernen Küchengeschirren, die auf den Tisch kommenden Nahrungsmittel mit vielen Kupfersalzen imprägnirt werden.

Symptome: Die Symptome, welche diese Vergiftung charakterisiren, treten bald nach der Einverleibung des Giftes ein, wenn dasselbe unvermengt und in genügender Dose in die ersten Wege eingeführt wird. Ist dagegen das Gift den zu Tisch gebrachten Speisen und Getränken beigemengt, so treten die Symptome zuweilen erst eine oder mehrere Stunden nach dem Genusse und der Verdauung der Speisen ein. Die Symptome selbst sind folgende: schrumpfender, metallischer Geschmack, Gefühl von Constriction im Rachen, in dem Schlunde, der Speiseröhre und in dem Magen, Uebelkeit, Würgen, Speichelfluss, Erbrechen von grünem kupferhaltigem Wasser; häufige Durchfälle, zuweilen blutig, zuweilen grün aussehend, intensiver kolikartiger Schmerz im Epigastrium oder dem ganzen Unterleibe. Letzterer wird gegen Druck sehr empfindlich und treibt stark auf, während die Durchfälle zuweilen von Tenesmus begleitet sind. Zu diesen Symptomen einer ausgesprochenen Affection des Magens und des Darms gesellen sich allmählich andere, welche durch die Wirkung des Giftes auf die entfernten Organe zu Stande kommen, als: bedeutende Schwäche, frequente Respiration, Dyspnoe, kleiner, schneller contrahirter Puls, Präcordialangst, kalte Schweisse, zuweilen Kopfschmerz, Schwindel, Betäubung, Ohnmachten, brennender Durst, Verminderung der Harnausleerungen, Coma, Kälte der Gliedmaassen, Anästhesie, Waden- und andere Krämpfe, tetanische und andere Convulsionen, so wie endlich auch Paralysen. Werden die ersten Wege brandig, so hören die Schmerzen im Unterleibe auf, während häufiges Schluchzen eintritt und der Puls klein, ausserordentlich schwach und fadenförmig sich anfühlt. Die Vergiftung kann ebenso rasch zur Genesung, wie zum Tode führen, und verläuft gewöhnlich in mehreren Stunden oder Tagen. Der Tod kann durch Brand des Magens oder Darms, durch Perforation der ersten Wege, durch Lähmung und andere tödtliche Prozesse eingeleitet werden.

b. Akute Cerebrospinalaffection durch resorbirte Kupfersalze (Encephalo-myelopathia cuprica acuta).

Zuweilen dringen grössere Mengen von Kupfersalzen ohne die ersten Wege sonderlich zu lädiren, rasch in das Blut und veranlassen in Berührung mit dem Hirne und dem Rückenmarke ein meistens rasch verlaufendes und mehr oder weniger bedeutendes Leiden des Nervensystems. Die Symptome, unter welchen dasselbe auftritt und verläuft, haben im Ganzen viel Aehnlichkeit mit denen, welche die vorhergehende Intoxikation charakterisiren; jedoch vermisst man die Erscheinungen: Schmerzhaftigkeit des Unterleibs beim Zufühlen u. s. w., welche von der Aetzung und Entzündung der ersten Wege ganz besonders herrühren. Das Hirnleiden beginnt gewöhnlich mit starkem Kopfschmerze, Schwindel, bedeutender Abgeschlagenheit und Schwäche des Körpers und hat meistens über kurz oder lang häufiges Erbrechen, Zittern der Glieder, Krämpfe, Erweiterungen der Pupillen, Kälte der Gliedmaassen, auffallende Störungen in der Respiration und Circulation, kleinen, ungleichen Puls, Coma, Anästhesie, tetanische und andere Convulsionen, so wie endlich auch Paralysen im Gefolge. Zuweilen gesellt sich noch Uebelkeit, Erbrechen, Durchfall und kolikartiger Schmerz im Unterleibe zu den ebenerwähnten Symptomen, wie es scheint aus dem Grunde, weil das auf die Nerven wirkende Gift zuweilen auch die Unterleibsorgane von dem Blute aus belästigt.

c. Febrile Gastrointestinalaffection durch Kupfersalze (Gastroenteropathia cuprica febrilis).

Diese Krankheit kommt besonders bei Färbern (Farbenreibern), Anstreichern, Malern, Kattundruckern und andern Gewerbetreibenden vor, welche mit Kupfersalzen häufig zu thun haben, und davon nicht selten aus Unachtsamkeit oder Unreinlichkeit kleine Mengen in den Körper bringen.

Symptome: Die Patienten klagen in den ersten Tagen der Krankheit über Brechneigung, Spannung in den Präcordien, Appetitlosigkeit und Unregelmässigkeit in der Stuhlentleerung, worauf dieselben von starken Frostanfällen und fieberhaftem Zustande erfasst werden. Mit dem Eintritte des Fiebers wächst die Präcordialspannung bis zum heftigen Schmerze, der beim Drucke zunimmt, und die Brechneigung zum wirklichen Erbrechen steigert, wobei grünlich gefärbte, zähe Massen ausgeleert werden. Der Geschmack der Patienten wird jetzt grünspanartig, die Regung des Durstes und die Temperatur der Haut sehr gesteigert, der Puls klein, frequent und ungleichmässig. Haben diese Symptome ein, zwei oder mehrere Tage bestanden, so treten

Erscheinungen auf, die auf ein mehr entzündliches Leiden der ersten Wege hinweisen. Der Unterleib der Patienten treibt stark auf, und wird gegen Druck äusserst empfindlich; heftige Kolikanfälle stellen sich ein, und sind von Durchfällen und nicht selten von Stuhlzwang begleitet. Fäces, welche dabei zur Ausleerung gelangen, sehen gewöhnlich schleimig und grünlich aus, zuweilen aber auch blutig. Durch Mitleiden der Leber und anderer Organe kommt es zu bedeutender Abgeschlagenheit und Schwäche des Körpers, zu ikterischer Hautfärbung, zu Kopfschmerzen, Schmerzen in den Oberschenkeln, zu Wadenkrämpfen, zuweilen zu Trismus und andern spasmodischen Erscheinungen, zu einer auffallenden Rigidität der Muskulatur; zu Störungen in der Respiration, ja selbst zu Anästhesie und Paralysen. Der Verlauf dieser Krankheit ist mehr oder weniger rapid, und dauert gewöhnlich drei und mehr Tage bis drei und mehr Wochen. Wird die Krankheit chronisch, was zuweilen passirt, so kann sie selbst viele Monate hindurch bestehen. Führt die Krankheit zur Genesung, so schwinden allmählich das Fieber, die Kolikanfälle und die Diarrhöen, während der Appetit sich hebt, und die Kräfte des Körpers sich sammeln. Nicht selten bleiben indessen chronische Dyspepsieen, chronische Diarrhöen, chronische Leberleiden und selbst Neurosen zurück, welche alsdann die Genesung höchst unvollständig machen. Nicht selten geht die Krankheit in den Tod aus. Letzterer erfolgt alsdann entweder durch febrile Erschöpfung, oder durch die gewöhnlichen Ausgänge der Magen- und Darmentzündungen (Brand, Ulceration, Erweichung, Perforation).

d. Kupfer-Kolik (colica aeruginis).

Diese Krankheit kommt, wiewohl im Ganzen selten, bei Leuten vor, welche beim Schmelzen des Kupfers den Emanationen desselben, oder bei dem Verarbeiten des Kupfers oder der Kupferlegirungen dem feinen Staube ausgesetzt sind; also vorzugsweise bei Arbeitern auf Kupferhämmern, bei Gelb- und Rothgiessern, Kupferschmieden, Kupferdrehern, Kupferstechern und Kupferdruckern.

Symptome: Ehe die eigentlichen, deklarirten Symptome der Kupferkolik auftreten, bemerkt man an den vorgenannten Arbeitern nicht selten eine Reihe von Erscheinungen, welche der Inkubation des in das Blut gelangten Kupfers parallel gehen, und als entfernte Vorläufer der Kupferkolik zu betrachten sind; das Gesicht, die Haare, die Augen und Zähne der Arbeiter, welche den Kupferdämpfen und dem Kupferstaube ausgesetzt sind, nehmen allmählich einen grünlichen, oder grünlichgelben Teint an, welcher, wie die chemische Analyse nachweist, von dem in dem Gewebe enthaltenen Kupfer herrührt. In dem Maasse, als dieses charakteristische Colorirt sich ausbildet, nehmen auch die innern Gewebe und Organe eine mehr oder weniger ausgesprochene grünliche Farbe an, was freilich am deutlichsten an den Knochen und der weissen Hirnmasse zu erkennen ist. Alle Theile des Körpers werden somit von Kupfertheilen geschwängert, so dass es nicht nur gelingt, Kupfer aus den Organen auszuziehen, sondern auch aus den thierischen Flüssigkeiten, als dem Blute, der Galle, dem Speichel u. s. w. Kupfer in auffallender Menge darzustellen. Dieser Zustand der ausgesprochenen Kupferdyskrasie und Kachexie kann lange bestehen, ohne dass daraus auffallende Störungen in den Functionen der Organe erwachsen. Meistens klagen jedoch die inficirten Arbeiter über Mattigkeit und Entkräftung, und offenbaren nicht selten eine gewisse Muthlosigkeit und Depression des Geistes. Wird die Elimination der Kupferpartikeln aus dem Körper der Arbeiter aus diesem oder jenem Grunde behindert, oder die Zufuhr des Kupfers gesteigert, so entstehen, besonders bei prädisponirten Subjecten, unter Zunahme der Abgeschlagenheit des Körpers und der Entkräftung mancherlei Leiden bestimmter Organe, die bei sorgfältiger Behandlung meistens sehr rasch schwinden, ohne zur Kupferkolik nothwendig zu führen. Am häufigsten gerathen alsdann die Verdauungsorgane in einen leidenden Zustand. In diesem Falle mindert sich der Appetit, während die Zunge grüngelb erscheint, der Geschmack depravirt, der Stuhlgang verhalten, meistens jedoch zur Diarrhöe gesteigert ist. Letztere hat alsdann nach ihrem ganzen Charakter einige Aehnlichkeit mit der Lienterie. Werden die Respirationsorgane gleichzeitig oder für sich allein in den leidenden Zustand versetzt, so treten gewöhnlich die Erscheinungen des Bronchialkatarrhs auf, wobei die Sputa grünlich aussehen, und kupferhaltig sind, und der Husten etwas stärker als gewöhnlich ist. Nimmt die Schleimhaut der Nase an der Reizung der Respirationsorgane Theil, so entsteht ein Schnupfen, der meistens chronisch und mit vielem Niesen verbunden ist. Alle diese Leiden können bei zweckmässiger Behandlung, aber auch ohne Behandlung bei behinderter Zufuhr von Kupferpartikeln in kürzerer oder längerer Frist völlig weichen, ohne dass die Kupferkolik sich anreiht. Bestehen diese Leiden lange, ohne dass die Kupferkolik sich hinzugesellt, so können Lungenphthisen und asthmatische Beschwerden, ungeheure Abmagerung und allgemeine Entkräftung, ödematöse Schwellung und selbst Wassersuchten der Brust und des Unterleibs eintreten, die nicht selten den Tod zur Folge haben. Bildet sich statt dieser Leiden die Kupferkolik aus, so kommt zunächst eine Reihe von Symptomen zur

Erscheinung, welche ein tieferes Leiden der ersten Wege bekunden. Der bereits abgeschwächte Appetit der Kupferarbeiter geht alsdann gänzlich verloren, während der Speichel reichlich fliesst und die Mundhöhle erfüllt. Dazu kommen starkes Aufstossen, Brechneigung und wirkliches Erbrechen, Beklemmung in den Präcordien, Gefühl eines allgemeinen Unwohlseins, häufige cardialgische und enteralgische Beschwerden, Neigung zu Durchfällen und andere weniger bedeutungsvolle Erscheinungen. Haben alle diese Symptome längere Zeit, nämlich 1, 2 bis 5 Tage angehalten, und ihre Intensität steigert sich, so tritt gewöhnlich in unmerklichem Uebergange endlich die wahre Kupferkolik ein, die aber auch, wiewohl seltener, ohne alle diese Vorläufer sich einstellen kann. Wie nun auch die Kupferkolik zum Durchbruch kommen mag, in jedem Falle verbreitet sich bei ihrem Eintritte ein Gefühl von heftigem Schmerz gleichmässig über den Unterleib des Patienten, der paroxysmenweise an Intensität zunimmt, und zeitweilig wieder nachlässt. Indessen ist dieser wohlausgebildete Kolikschmerz fast niemals so heftig, als bei der Bleikolik, weshalb ihn denn auch die Patienten mit grösserer Ruhe und Gelassenheit ertragen. Bei dem Zufühlen wird diese durch Kupfer erzeugte Schmerzhaftigkeit des Unterleibs merklich gesteigert, aber der Bauch des Patienten treibt fast niemals tympanitisch auf. Mit dem Eintritte der Kolik stellen sich auch häufige Durchfälle ein, die mit den Schmerzen im innigsten Zusammenhange stehen, und im Allgemeinen so lange andauern als die Schmerzhaftigkeit des Unterleibs anhält. Die Stuhlentleerungen erfolgen gewöhnlich mit jedem Kolikparoxysmus, dem sie auf dem Fusse folgen, und sind so zahlreich, dass in dem Laufe eines Tages 10, 20 bis 25 Durchfälle stattfinden. Diese Diarrhöen sind meistens mit starkem Tenesmus verknüpft, so dass der Patient fast ununterbrochen zum Stuhle getrieben wird. Die ausgeleerten Massen sehen gewöhnlich schleimig und grünlich aus, und sind höchst selten mit Blut tingirt.

In dem Maasse, als die Kolik mit dem Durchfalle und dem Tenesmus zur vollen Ausbildung gelangt, schwinden in der Regel die frühern Vomituritionen und das frühere Erbrechen, wenn solches vorhanden war; jedoch kommen auch Fälle vor, in welchen letztere Erscheinungen trotz Kolik und Durchfall bestehen bleiben. Geniessen die Patienten, ungeachtet des Widerwillens gegen jegliche Speise, etwas Consistentes, so tritt, wie bei der Lienterie, unmittelbar darnach eine auffallende Verschlimmerung des Zustandes ein, indem die Kolikanfälle und die Durchfälle sich bedeutend vermehren.

Während die Kolikanfälle und die mit Tenesmus verbundenen

Diarrhöen gleichmässig über Tag und Nacht fortdauern, tritt nicht selten ein erethisches, seltener ein synochales Fieber ein, welches gegen Morgen seine Remissionen macht. Dabei ist der Durst des Patienten meistens merklich gesteigert, die Zunge geröthet und trocken, der Puls härtlich, voll und frequent, die Haut warm und feucht und nur ausnahmsweise trocken. Ueberdies stellen sich grosse Unbehaglichkeit, Unruhe, Schlaflosigkeit, Mattigkeit, Angstgefühl und traurige Gemüthsstimmung bei dem Patienten ein.

Die Krankheit dauert gewöhnlich 7 bis 14 Tage und steigt gewöhnlich eben so allmählich zu ihrer Höhe auf, wie sie von derselben wieder herabgeht. Die Krankheit endigt meistens mit Genesung, und letztere wird durch eine ziemlich lang andauernde Reconvalescenz angebahnt. Bei diesem so erwünschten Ausgange lassen die Kolikschmerzen und Diarrhöen immer mehr und mehr nach, während der Stuhlgang sich regelt, der Appetit sich mehr und mehr bessert, und das Fieber, wenn solches vorhanden ist, mehr und mehr erlischt. Nicht selten bleiben indessen nach dem Schwinden der Hauptsymptome der Kupferkolik die primitiven Erscheinungen der Dyskrasie und Kachexie noch lange Zeit zurück, bis sich der Körper des Patienten von Kupfer völlig gesäubert hat. Zuweilen bleiben noch chronische Verdauungsbeschwerden und chronische Diarrhöen bestehen, welche bald in atonischen, bald in entzündlichen oder ulcerativen Zuständen der ersten Wege begründet sind.

Der Leichenbefund weist bei Verätzung der ersten Wege durch Kupfermittel meistens die Erscheinungen der Magen-Darm-Entzündung in den verschiedensten Graden nach; oft ist die Schleimhaut des Magens von daran haftendem Kupfersalz gefärbt, häufig erscheint sie angeätzt, blutig ekchymosirt im submukösen Zellstoffe. Man hat sowohl den Mastdarm als die dünnen Gedärme brandig zerstört, ulcerirt und stellenweise durchbohrt gefunden, mit Erguss im Peritonaealsacke.

Ist der Mensch an einer Cerebrospinalaffection durch Kupfer gestorben, so findet man in den ersten Wegen keine Zeichen von Verätzung oder Entzündung, wohl aber Hyperhämie in den Gehirn- und Rückenmarks-Häuten, nicht selten serösen Erguss in den Hirnhöhlen und grosse Blutfülle in den Höhlen des Herzens und der grossen Venen.

Ist der Tod eingetreten, in Folge febriler Gastrointestinalaffection durch Kupfersalze, so findet man die Magenschleimhaut mit grünem Schleime überzogen, entzündlich geröthet, erweicht, von der Muskelhaut abgelöst, geschwürig entartet. Die Darmschleimhaut ist mehr oder weniger entzündlich geröthet und zuweilen mit Geschwüren versehen. Die übrigen Unterleibsorgane, Leber, Milz, Nieren sind sehr blutreich, und liefern bei der chemischen Untersuchung Kupfer.

1 bis 2 Unzen Grünspan oder Kupfervitriol sollen schon tödtlich wirken können.

§. 21. Vergiftung durch Blei.

Bleizucker, Bleiweiss, auch wohl noch Bleiglätte werden zu Vergiftungen gebraucht.

Ihre Symptome sind sich sehr ähnlich und folgende: Uebelsein, Erbrechen, Schluchzen, Schmerzen im Bauche, meist Stuhlverstopfung, krampfhafte Zusammenziehung der Bauchmuskeln, späterhin Convulsionen, Coma, partielle Lähmung der Gliedmaassen, Angst, Schwerathmigkeit, Ohnmacht, Tod.

Nach Gaben von $^1/_2$ Unze und mehr von Bleiweiss und Bleizucker hat man den Tod eintreten sehen.

Wirken grosse Gaben von Bleimitteln ein, so entsteht das eben beschriebene Symptomenbild der Bleivergiftung.

Kommt aber Blei in kleinen Gaben längere Zeit zur Einwirkung, so zeichnet es sich vor andern Metallen durch die ausnehmende Langsamkeit einer merklichen Wirkung aus; ist aber einmal eine solche eingetreten, so zeichnet sie sich wiederum durch ihre Hartnäckigkeit, durch die Länge ihres Bestehens aus. Die Reihenfolge, in welcher die Wirkungsphänomene auftreten, wie ihre Intensität, zeigen manche Verschiedenheiten. Gewöhnlich aber entstehen zuerst Verdauungsbeschwerden, Appetitmangel, Flatulenz, träger Stuhl, mit auffallender Abnahme der Absonderungsprocesse, zumal der Schleimmembranen und ihrer Drüsen. Die Fäcalstoffe werden trockener, fester, auch die Schleimhaut der Nasen- und Mundhöhle, des Rachens erscheint trockener als gewöhnlich, blass, die Mundschleimhaut, der Rand des Zahnfleisches und die angrenzenden Parthieen der Zähne färben sich bläulichgrau bei Solchen, welche Blei-Partikelchen einathmen, oder schlucken (Tanquerel, Buston), ebenso die Ränder der Nagelwurzeln. Der Athem wird stinkend, die Zunge belegt, der Geschmack im Munde oft süsslich, metallisch. Auch die Harnabsonderung vermindert sich, desgleichen die des Speichels; oft aber wird die Speichelsecretion gegentheils vermehrt, selbst bis zu wirklicher Salivation, und das (übrigens feste) Zahnfleisch blutet leicht. Die Haut wird trocken, spröde, ihre Secretionsprocesse sind vermindert, und späterhin färbt sie sich, wie auch die Conjunctiva schmutzigweiss, selbst gelblich (Icterus saturninus), während der Kranke abmagert, sein Fettpolster schwindet, so dass sich jetzt die Hautdecken falten, am deutlichsten im Gesicht, und dieses einen eigenen, unbeweglich-starren Ausdruck annimmt. Oefters schwellen die Augenlider ödematös. Die contractilen Gewebe, besonders die Wandungen der Blutgefässe ziehen sich allmählich auf einen kleinern Durchmesser zusammen. Der Puls (anfangs oft frequent) wird seltener (bis 50 und 40. Tanquerel), kleiner. Wie die normalen Ausscheidungsprocesse, können auch pathologische in's Stocken gerathen, eiternde Flächen werden oft trockener, die Bildung neuen Eiters hört endlich ganz auf. Die Functionirung des Nervensystems zeigt sich gewöhnlich bei diesen leichtern Wirkungsgraden nicht weiter gestört; doch tritt öfters ein Gefühl von Mattigkeit, Abgeschlagenheit ein, Kopfschmerz, ein eigenthümlich dumpfes, vertaubtes Gefühl der Haut, der Finger, Anästhesie (zumal der Vorderarme), Schwäche, Zittern der Beine, Arme, während sich zeitweise leichte Colikschmerzen, wandernde, sogen. rheumatische Schmerzen in der Lendengegend u. s. f., bei Andern ein gereiztes, nervöses Wesen bemerklich machen, Schwindel, Ohrensausen, Flimmern vor den Augen, mit grosser, schwer beweglicher Pupille, oft allgemeine Erschöpfung, Aengstlichkeit u. s. f.

Jene Symptome alle können längere Zeit auf diesem niedrigern Grade bleiben; ihre Diagnose ist höchst unsicher und treten sie z. B. bei Arbeitern nach Genuss bleihaltiger Speisen und Getränke ein, so kann oft bloss der Nachweis dieses Metalls den ursächlichen Zusammenhang klarer machen, und selbst dann wird vielleicht dem Blei an sich oft eine zu wichtige Rolle beigelegt. Tanquerel fasst jene Zufälle als Prodromi zusammen, während er die spätern die confirmirte Bleiwirkung nennt. Bald oder später erreichen jene Symptome, zumal soweit sie in einer Störung des Nervensystems beruhen, einen höhern Grad, es entsteht sogen. Bleicolik (Colica pictonum). Gewöhnlich gehen derselben die so eben angeführten Symptome voraus, mit Störung des Appetits, der Verdauung, des Stuhlgangs; öfters aber entsteht Bleicolik sogleich, ohne dass jene vorausgegangen. Sie selbst äussert sich 1. durch heftige, schneidende Schmerzen, meist in der Nabelgegend, welche periodisch eintreten, oder doch einen remittirenden Typus zeigen, öfters mit ziehenden Schmerzen in der Lendengegend, mit Wadenkrämpfen, starrer (tonischer) Contractur der Bauchmuskeln, 2. durch Stuhlverstopfung; auch Würgen, Aufstossen, Erbrechen werden nicht selten beobachtet. Hat das Leiden einige Zeit gedauert, so gesellen sich alle Symptome eines „gastricismus“ dazu, die Zunge bleibt belegt, der Appetit schwindet, es entsteht Uebelsein, öfters Erbrechen, während der Stuhlgang sparsam, träge bleibt (nicht selten bloss einer alle 4—8 Tage). Im weitern Verlaufe, zuweilen gleich Anfangs, treten in den verschiedensten peripherischen Nervenparthieen und Muskeln, theils Schmerzen, theils Krämpfe, Zuckungen, und sogar Lähmungen ein, mit Schwindel, Schlummersucht, Kopfweh, in seltenen Fällen selbst Delirien, Coma, und häufig steigert es sich zu wirklichen Convulsionen (partiellen oder allgemeinen clonischen wie tonischen, cataleptischen und epileptischen), auf welche zuletzt Lähmung folgt.

Die höchsten Grade jener Störungen im Nervenleben mit Verlust des Bewusstseins u. s. f. bezeichnet man als Epilepsia saturnina (ohne sogen. aura epil.). Häufig stellen sich heftige Schmerzen im Kopf wie am Rumpf, an den Genitalien, Extremitäten, Gelenken ein (Arthralgia saturnina), meist mit nächtlichen Exacerbationen, oder krampfhafte Affectionen der Muskeln des Nackens, des Kehlkopfs, des Rumpfs, der Gliedmaassen, vom leichten Muskelzittern bis zur tonischen Contractur ein. Arme, Beine werden steif, schwer beweglich, Gang und Bewegungen unsicher, linkisch, und endlich kommt es zur Lähmung dieser oder jener Muskelparthieen, wo nicht ganzer Extremitäten, am häufigsten der Arme (vorzugsweise der Streckmuskeln des Vorderarms, Unterfusses). Diese Lähmungen, wie jene Contracturen u. s. f. entstehen nicht selten sehr bald, unerwartet schnell; ja, man kennt Fälle, wo Bleiarbeiter plötzlich unter schlagartigen Zufällen gestorben sind. An den Armen trifft die Lähmung die an der Dorsal- oder Extensionsseite, an den Beinen die nach vorne gelegenen Muskelparthieen, während die Flexoren krampfhaft contrahirt sind; die lahmen Muskeln atrophiren allmählich, die rothen Muskelfasern können schwinden, und scheinen ersetzt zu werden durch ein blasses, fibröses Gewebe. Nur selten entsteht Amaurose, Taubheit (doch zuweilen sogar plötzlich). In Folge einer Schwäche und Lähmung des Stimmapparats kann Stottern, Aphonie eintreten. Wirkt endlich Blei sehr lange Zeit ein, so kann es zuletzt, nachdem Bleicolik u. a. wiederholt vorausgegangen, zu palpablen Veränderungen in der Substanz der Gewebe und Organe kommen (s. unten), zugleich mit einem Zustande sogenannter Blutarmuth. Die gelähmten Muskeln atrophiren, wenigstens parthieenweise, der Kranke zehrt ab, oft unter reichlichen Schweissen, wird blödsinnig, seine Extremitäten schwellen ödematös; dazu von Zeit zu Zeit Delirien, Betäubung, Schlummersucht, oft untermischt mit Convulsionen. Alle die Symptome der chronischen Bleivergiftung, sonst Hüttenkaze, Cachexia, s. Tabes saturnina genannt, können viele Jahre bestehen, oft mit längeren Remissionen, selbst freien Zwischenpausen. Endlich kann Tod unter Convulsionen oder apoplectisch, während eines comatösen Zustandes eintreten. 3. Wurden grosse Dosen eines Blei-Präparats, zumal der leicht löslichen z. B. essigsauren Salze verschluckt, so treten die Symptome der acuten Bleivergiftung ein, doch meistens nur auf wirklich grosse Mengen (℥β-j und mehr). Es entstehen jetzt heftige Colikschmerzen, Brennen in der Magengegend, Erbrechen, Bangigkeit, Angst, kurz, die gewöhnlichen Symptome einer Gastroenteritis, mit Schwindel, selbst Ohnmacht, Delirien und Convulsionen, und Tod kann schon nach einigen Stunden, öfter erst nach 1—3 Tagen eintreten.

Die Läsionen in der Leiche sind durchaus nicht constant, können selbst ganz fehlen; bei chronischer Bleivergiftung findet man öfters Magen- und Darmschleimhaut stellenweise injicirt, erweicht, gelb, braun, schwärzlich gefärbt, die Follikel des Dünndarms, wie die Peyer'schen Drüsenflecken geschwollen, das Darmrohr selbst öfters stellenweise contrahirt, verengert, oder gegentheils ausgedehnt, gefüllt mit grauen Kothmassen. Noch weniger constant sind die Veränderungen anderer Theile, am häufigsten noch scheinen Lungen (auch Nierenrinde, Mitscherlich), blutreich; dazu eine grauliche, schmutziggelbe Bleifarbe selbst der innern Schleimhäute und Organe (Flandin und Danger, Tanquerel). Zuweilen sind die Windungen des grossen Gehirns abgeplattet, seine Substanz verdichtet, in seltenen Fällen gegentheils erweicht, bei Epileptischen hypertrophisch; die Cerebrospinalflüssigkeit öfters in ungewöhnlich grosser Menge vorhanden (Tanquerel), die Muskeln blass, atrophisch, selbst in fibröses Gewebe umgewandelt; Blut, auch Harn, Leber u. a. enthalten Blei (s. oben). — Bei an acuter Vergiftung, besonders durch Bleizucker Verstorbenen ist die Schleimhaut des Magens, zuweilen auch des Darmkanals bedeckt von weisslichen Schichten (Verbindungen des neugebildeten kohlens. Blei's mit den Magen- und Darmsecreten), und unter diesen die Schleimhaut selbst geröthet, zuweilen ekchymosirt; öfters aber ist sie nicht bloss bedeckt von jenen graulichweissen Schichten, die sich als eine krümeliche Masse ablösen lassen, sondern auch die darunter liegende Schleimhaut selbst und deren tiefere Schichten sind auf ähnliche Weise durch die Einwirkung des Bleisalzes alterirt, so dass sie wie gegerbt aussehen (Oesterlen).

§. 22. Vergiftung durch Opium.

Das Opium und sein Alkaloid: Morphium, nebst dessen essigsaurer Verbindung werden zu Vergiftungen benutzt, und bringen in verhältnissmässig starken Gaben dieselben Erscheinungen hervor.

Symptome. Das Opium bringt ähnliche Erscheinungen wie

die der Trunkenheit hervor: Abgeschlagenheit, Muskelschwäche, Zittern in den Gliedern, besonders in den Knieen, Betäubung, Schwere im Kopfe, Schwindel, Schlafsucht, später wirklichen Schlaf, Uebelkeit, Aufstossen, auch Erbrechen, Leibschmerz, Krämpfe, Zuckungen, Zusammenschnüren der Sphinkteren, des Schliessmuskels des Afters, der Pupille und des Magenmundes, selten Durchfall, meist hartnäckige Verstopfung. Der anfangs frequente Puls wird allmählich langsamer und normal, aber schwach, die Athmung geht anfangs leichter, später schwerer von statten; die Haut wird feucht. Nach höhern Gaben Opium treten Hallucinationen, Delirien und deutliche Zeichen bedeutender Hirnkongestion, anfangs mit Exaltation, später mit Depression ein. Die oben angeführten Zeichen steigern sich: das Gesicht wird aufgetrieben, blau und livid oder blass, die Haut, anfangs kühl, fängt an zu jucken, es tritt todähnlicher Schlaf, später Erweiterung der Pupillen, Zittern der Glieder, dann Lähmung, besonders über eine Seite, Empfindungslosigkeit, kaum fühlbarer Puls, starke Athmungshemmung, mit den Erscheinungen der Asphyxie und Apoplexie ein. Seltener sind Speichelfluss, Trismus und Tetanus. Nach Erschlaffung der Sphinkteren und Lähmung der Muskeln folgt der Tod.

Die tödtliche Gabe richtet sich sehr nach der Gewöhnung; ist aber der Mensch nicht an Opium gewöhnt, so reichen 30 Gran Opium und 7 Gran Morphium hin, um ihn ziemlich sicher zu tödten.

Die Obduction ergibt bedeutende Erfüllung der Sinus und Hirnhäute mit Blut, Vermehrung der Hirn-Rückenmarks-Flüssigkeit, seröse Ergüsse in den Hirnhöhlen und unter der Spinnwebenhaut. Das Gehirn selbst wird oft sehr blutarm und weiss gefunden, enthält aber zuweilen Blutergüsse, namentlich in den Höhlen, oder unter der Spinnwebenhaut. — In der Brusthöhle findet man die Lungen mit Blut stark erfüllt, Blutergiessungen in das Lungengewebe. Das Herz ist mit vielem dunkeln Blute erfüllt. Verdauungskanal meist unverändert, selten geröthet, dagegen Leber, Milz und Nieren mit vielem Blute erfüllt.

Die Harnblase findet sich mitunter stark ausgedehnt, was zu der falschen Ansicht verleitete, dass durch das Opium die Urinsekretion vermehrt werde. Durch die Lähmung und Bewusstlosigkeit der Vergifteten wird die Exkretion des Urins verhindert.

§. 23. Vergiftung durch Alkohol, Aether und Chloroform.

Für den Gerichtsarzt ist die Kenntniss des pathologisch-anatomischen Befundes der in Folge von Alkohol-, Aether- und Chloroform-Gebrauch Gestorbenen sehr wichtig, weil nicht selten Fälle vorkommen, in welchen Menschen im Rausche verwundet, Kranke chloroformirt wurden, und nun in Frage kam, ob in Folge des Rausches oder der Chloroformnarkose, oder in Folge der Verletzung oder der Krankheit der Tod eingetreten sei.

1. Alkohol.

Man unterscheidet:

a. Die akute Alkoholvergiftung, nach grossen Gaben von Alkohol, die sich durch die bekannten Erscheinungen des Rausches, der Betrunkenheit und Besoffenheit kundgibt. Hierbei findet man anfangs gesteigerte, später verminderte Thätigkeit des Muskel- und Cerebrospinalsystems. In den höchsten Graden der Trunkenheit entsteht Empfindungslosigkeit, Unfähigkeit zu Bewegungen und zum Denken, das Gesicht ist stark geröthet und aufgedunsen, oder blass und eingefallen, Augen trübe, Pupillen erweitert, Sprache lallend, Athem röchelnd, Haut kühl, feucht, Delirien, Zuckungen, Convulsionen, Tod durch Lähmung der Respirationsmuskeln oder Stimmritzenkrampf, oder in Folge von Apoplexie.

Wenn sich der Berauschte wieder erholt, so tritt der Zustand des Alkoholschmerzes ein, der unter dem Namen des Katzenjammers bekannt ist.

Leichenbefund. Leber, Milz, Nieren sehr blutreich, der Verdauungskanal ist selten entzündet; Herz und Lungen mit Blut erfüllt; Gehirn zuweilen ungewöhnlich weiss und fest, häufiger stark injicirt. Oft findet man auch in demselben Extravasate, in den Ventrikeln seröse Exsudate, und die Hirnhäute mit vielem dunkeln Blute angefüllt.

b. Die chronische Alkoholvergiftung entwickelt sich durch anhaltenden Gebrauch geistiger Getränke. Hierdurch leidet die Ernährung, das Fett vermehrt sich, obgleich die Anbildung der übrigen Körpertheile, der Muskeln, Knochen, des Gehirns leidet. Es lagert sich im Herzen und in der Leber Fett ab. Im spätern Verlaufe schwindet das Fett, die Leber wird cirrhotisch, in den Nieren bildet sich Bright'sche Degeneration, es entsteht Wassersucht. Ferner bilden sich Ausdehnungen im Cirkulationssystem (Dilatation und Hypertrophie des Herzens, Atherome der Arterien, Venenausdehnungen, Hämorrhoiden, Erweiterungen der Capillaren), Hautausschläge, Geschwüre, Lungenkatarrhe, Lungenödem und Emphysem, Atrophie oder auch seröse Infiltration des Gehirns, Stumpfsinn und der Säuferwahnsinn (Delirium potatorum), welcher sich durch grosse Unruhe, Schlaflosigkeit, eigenthümliche Hallucinationen und Gliederzittern auszeichnet. Nicht selten bleibt nach der Heilung desselben bleibender Wahnsinn, Stumpfsinn, Blödsinn zurück, und es tritt entweder in Folge der Störungen des Lebens des Gehirns oder der Unterleibs- oder Brust-Eingeweide der Tod ein. —

Bei Solchen, die an langdauernden Alkoholgenuss gewöhnt sind, nehmen Verletzungen, Entzündungen u. s. w. einen viel schlimmern Charakter an, es tritt leichter Eiterung, Geschwürsbildung und Brand ein.

Sektion. Hier trifft man auch die Veränderungen der akuten Alkoholvergiftung, nebst Verwachsungen, Trübungen, Ablagerungen in den Hirnhäuten, Erguss eines halbplastischen, fast gelatinösen Exsudats über das Gehirn, Gefässausdehnungen (s. o.), Oedem und Emphysem der Lunge, entzündliche Zustände des Verdauungskanals und ihre Folgen, Hypertrophie der Milz und Leber, Speckleber, Lebercirrhose, Wasseransammlung in den verschiedenen Körperhöhlen, Nierenentartung.

2. Aether- und Chloroform-Einathmungen

bringen in sehr kurzer Zeit die Erscheinungen des Rausches, Muskel- und Gefühls-Lähmungen, zuweilen vorher Convulsionen, Delirien, und förmliche Raserei, Pulslosigkeit, und vollständiges Schwinden des Bewusstseins und des Gefühls hervor. Wird das Gesicht der Chloroformirten auffallend bleich, sinkt der Unterkiefer herab, fällt die Zunge vor, tritt Schaum vor den Mund, wird der Puls seltener, unregelmässig, der Athem röchelnd und pfeifend, so tritt bald der Tod ein.

Sektion. Häufig waren Herz, Lungen und die grossen Gefässe mit Blut überfüllt, das Gehirn zuweilen blutarm, zuweilen, wie gewöhnlich, die Hirnhäute blutreich, das Herz welk und schlaff, das Blut dünnflüssig und mit Luftblasen vermischt.

§. 24. Vergiftung durch Strychnin.

Wie das Strychnin, so wirken auch salpetersaures Strychnin und die Brechnuss.

Symptome: Bitterer Geschmack, Uebelsein, Erbrechen, Angst, convulsivische Erschütterungen oder schmerzhaftes Zittern der Glieder, periodische Streckkrämpfe und Muskelstarre, Steifigkeit, Trismus, stets mit freien Zwischenräumen; durch Berührung und Erschütterung erfolgen neue Krampfanfälle. Bewusstsein und Pupille sind nicht afficirt. Späterhin Krämpfe der Athemmuskeln, Blausucht, Athemnoth, zuletzt anhaltende Streckkrämpfe und Erstickung.

Man sah nach 1 Gran Strychnin bei Erwachsenen schon den Tod erfolgen, gewöhnlich wird aber viel mehr erfordert.

Die Obduktion ergibt keine charakteristischen anatomischen Veränderungen, oft Erscheinungen wie bei Erstickten, der Blutüberfüllung der Lungen, des Gehirns und Rückenmarks und deren Umhüllungen.

§. 25. Vergiftung durch Belladonna, Bilsenkraut und Stechapfel.

Die Symptome durch diese drei Substanzen und ihre Alkaloide sind sich in ihren vergiftenden Wirkungen sehr ähnlich, und bestehen in einem Gefühl von schmerzhafter Trockenheit und Zusammenschnüren im Schlunde, Schlingbeschwerden, Erbrechen, Durchfall, Unruhe, Kopfschmerz, Schwindel, sehr starker Erweiterung und Unbeweglichkeit der Pupille, Blindheit oder verkehrtem Sehen, Zuckungen der Gesichtsmuskeln, Unempfindlichkeit, heiteren oder furibunden Delirien; dann Sprachlosigkeit, Betäubung, Schlummersucht, Lähmung und Tod.

Die Sektion ergibt zuweilen Blutüberfüllungen des Gehirns, der Lungen, der grossen Gefässe, oder entzündliche Erscheinungen im Magen und Darm; zuweilen gar nichts Auffallendes.

§. 26. Vergiftung durch Tabak und Nikotin.

Der Tabak kann im Aufguss zu 2 Unzen und mehr, und im Clystier aus $2^1/_2$ Drachmen den Tod hervorbringen. Die hervorstechendsten Symptome sind dann: convulsivisches Gliederzittern, ausserordentliche Erschöpfung der Kräfte, ungeheure Abspannung im ganzen Muskelsystem, comatöser Zustand, Lähmung der Glieder.

Das Nikotin wirkt sowohl für sich, als in seinen Verbindungen mit Säuren höchst giftig; einige Tropfen reines Nikotin können in wenigen Minuten tödten. Die Angabe, dass die Vergifteten immer auf die rechte Seite fallen, ist nicht allgemein richtig.

Die örtlichen Veränderungen, welche das Nikotin hervorbringt, sind noch nicht genügend erforscht. Man findet Blutüberfüllung des Gehirns, Blutextravasate, im Magen schwärzliche, pechartige Massen und blutigen Erguss, Zeichen von Erstickung und Apoplexie.

§. 27. Vergiftung durch rothen Fingerhut.

Symptome: Uebelsein, Erbrechen, Durchfall, Collapsus, Langsamwerden, selbst völliges Schwinden des Pulses, Schwindel, Schwäche und Trübung des Gesichts, Kopfschmerz, Zittern, Bangigkeit, Schweisse, häufiges Uriniren, Ohnmacht, Convulsionen, Tod.

Die Sektion ergibt ähnliche Resultate wie §. 25.

§. 28. Vergiftung durch die Zeitlose.

Sie enthält als wirksamen Bestandtheil das Colchicin.

Alle, bis jetzt bekannt gewordenen Fälle von Vergiftung durch

Colchicum bei Menschen sind sehr unvollständig beobachtet, weshalb die folgenden

Symptome wenig Sicherheit bieten. Die frühern Angaben, dass durch die Präparate der Zeitlose auch bei Menschen eine Magen- und Darm-Entzündung erregt werde, ist entschieden unrichtig. Man hat solche Magen-Darm-Entzündung bei Thieren in einzelnen Fällen beobachtet; unter 25, bis jetzt bei Menschen vorgekommenen, tödtlich abgelaufenen Fällen ist nur in einem Falle eine unbedeutende entzündliche Injektion des Magens und Darms beobachtet worden. Ich habe selbst mit grossen Dosen Colchicumtinktur Versuche an meinem eignen gesunden Körper angestellt, und trotz des starken Abführens keine gastroenteritischen Erscheinungen beobachtet. Bei einem mit Colchicumwein kürzlich vergifteten Hunde fand ich allerdings, so wie Schroff und Andere, Darmentzündung, jedoch nur niederen Grades. Diese Darmentzündung war nicht so bedeutend, dass der Eintritt des Todes dadurch erklärlich geworden wäre.

Die beim Menschen beobachteten Symptome sind folgende: Leibschmerz, heftiger, breiiger, selten wässriger und blutiger, gewöhnlich stark galliger Durchfall, so dass die Fäces fast ganz aus Galle bestehen und nach Galle riechen; der Leibschmerz lässt häufig ganz nach, vermehrt sich selten beim Druck, der Unterleib wird abwechselnd aufgetrieben, fällt nach den Stuhlentleerungen wieder zusammen; Uebelkeit, erst nach grossen Dosen seltenes Erbrechen, Verlangsamung des Pulses, Erweiterung der Pupille, ungemeine Abspannung der Kräfte, keine Vermehrung des Urins, Feuchtwerden der Haut, matte Augen, auffallende Blässe der Augen und der sichtbaren Schleimhäute, Kopfschmerz. In den reinen Fällen von Colchicumvergiftung, in welchen weder ein anderes Gegenmittel (z. B. Opium) eingewirkt hatte, noch Krankheit stattfand, wurden keine Krämpfe, auch nicht halbseitige Lähmungen wahrgenommen, es trat vielmehr unter starkem Sinken der Kräfte, des Pulses, der Körpertemperatur, und bei fortbestehendem Bewusstsein bis einige Minuten vor dem Tode das langsame Erlöschen des Lebens ein. Die Vergifteten gehen allmählich aus.

Die Sektion ergibt bei Menschen gewöhnlich starke Gallenergiessung in den Darm. Nur in einem Falle unbedeutende entzündliche Injektion des Darms, nie Geschwürsbildung oder Brand. Der Tod wird bei Menschen nie durch Magen- und Darm-Entzündung, sondern in allen Fällen, in welchen man auch das Gehirn untersuchte, durch Apoplexie, Ueberfüllung des Gehirns und seiner Häute mit vielem Blute bewirkt. In einigen Fällen soll das Blut dünnflüssig, nicht geronnen gewesen sein, was jedoch sehr unsicher ist. Kurze Zeit nach dem Tode röthet sich nach Colchicum das Blut stärker an der Luft. Ich fand das Blut der lebenden Menschen, welche Colchicum bekommen hatten, immer gerinnen. —

§. 29. Vergiftung durch scharfe Gifte.

Zu den scharfen Giften gehören: Bryonia, Canthariden, Chelidonium, Creosot, Euphorbium, Gratiola, Jalappe, Pulsatille, Ranunkeln, Sabina, Toxikodendron und einige andere von geringerer Bedeutung.

Die hauptsächlichsten Symptome sind: brennend scharfer Geschmack, Brennen, Kratzen im Schlund, Kolikschmerzen, Würgen, Erbrechen, Schluchzen, Tenesmus, Durchfall (oft blutig), Meteorismus, Strangurie, oft Aufregung des Geschlechtssystems, Aengstlichkeit, Athemnoth, Zittern, Convulsionen und Krämpfe, Trismus, Ohnmacht. Oft Hirnsymptome: Schwindel, Delirien, Betäubung, Erweiterung oder Verengerung der Pupille.

Leichenbefund: Oft sind Lippen, Mund- und Rachen-Höhle und der Schlund entzündet, geschwollen, infiltrirt, mit Schorfen bedeckt. Je weniger die scharfen Stoffe durch Erbrechen entleert oder durch Wasser verdünnt wurden, um so bestandiger sind die Schlingwerkzeuge, der Magen und Darmkanal, jedoch nie in einem Zuge, sondern stellenweise entzündlich afficirt. In den leichtern Graden ist die Magen- und Darm-Schleimhaut nebst dem submukösen Bindegewebe einfach geröthet, aufgewulstet, oft mit seröser Flüssigkeit infiltrirt; die Schleimhaut lässt sich mit der Pincette von der Muskelhaut leicht lösen. Diese Veränderungen sind zuweilen umschrieben, an kleinern Stellen zuweilen sehr ausgebreitet.

In den höhern Graden ist die Schleimhaut dunkelroth, braun, schwärzlich, mit Blut infiltrirt, erweicht, geschwürig, brandig, auch wohl durchbohrt, und es zeigen sich die Zeichen der tödtlichen Peritonitis. Auch andere Organe, z. B. Lungen, Leber, Nieren, Geschlechtsorgane, Herz, Rückenmark, Gehirn sind oft mit Blut stark angefüllt.

Anmerkung. Die Symptome der Vergiftung durch faulende Würste, faulendes Fleisch, Käse, Fett etc. sind noch nicht hinreichend festgestellt. Man führt als solche auf: Längere Zeit nach dem Essen Schmerzen im Epigastrium, Kolikschmerzen, Durst, Trockenheit im Munde, im Halse, in der Nase, Dysphagie, rauhe, heisere Stimme, selbst Stimmlosigkeit, Uebelsein, Würgen, Erbrechen, Stuhlverstopfung; dazu Kopfschmerz, Gehirnkongestion, Schwindel, Sinken des Pulses, der Kräfte, Bangigkeit, Betäubung, Ohnmacht.

Die pathologisch anatomischen Veränderungen der Personen, welche durch Wurst-, Käse- oder Fett-Gift verstorben sein sollen, sind noch zu unsicher, als dass sie hier mitgetheilt werden könnten.

B. Die chemische Ausmittelung der Vergiftungen.

Die gerichtliche Chemie hat eine solche Ausdehnung erlangt, dass vorliegendes Werk nur ihre Elemente aufnehmen kann. Ich habe in den nachfolgenden Paragraphen nur die gebräuchlichsten und besten Methoden zur Ausmittelung der am meisten vorkommenden Vergiftungen aufgenommen, und Denjenigen, der noch weitere Belehrung und Unterweisung wünscht, muss ich auf zwei von mir benutzte Werke verweisen, nämlich auf 1) Schneider's gerichtliche Chemie, Wien 1852 und 2) Dr. Jul. Otto's Anleitung zur Ausmittelung der Gifte, Braunschweig 1856. 2. Aufl. —

§. 30. Allgemeine Regeln bei Ausmittelung der Vergiftungen.

Der §. 15 des Regulativs beim Obduktionsverfahren enthält eine Bestimmung, wie bei Verdacht von Vergiftungen bei der Obduktion verfahren werden soll. Eines der wichtigsten Geschäfte bei Vergiftungen ist die Ermittelung des giftigen Stoffes. Dieser kann sich, wenn er ausgebrochen oder sonst aus dem Körper geschafft worden ist, in den erbrochenen Massen, in den Se- und Exkreten, in den Nahrungsmitteln u. s. w. finden. Es ist daher nothwendig, dass der Gerichtsarzt auf Alles achte, Alles untersuche, wovon er glaubt Aufschluss erhalten zu können. Es ist bekannt, dass die löslichen Gifte in das Blut, somit in die sog. zweiten Wege, in den ganzen Körper, und von hier aus wieder in den Harn u. s. w. übergehen. Es muss daher in allen Fällen, wo eine chemische Untersuchung verlangt wird, ausser dem Magen und Darm, ein Stück Leber, Milz, Gehirn, Muskel, Blut, besonders aber die Nieren und die Harnblase mit ihrem Inhalte in eigenen wohlversiegelten Gefässen zur Untersuchung aufbewahrt werden. Man arbeite nur mit ganz neuen, noch nicht gebrauchten Gefässen, von deren Reinheit und Güte man sich durch einen besondern Versuch überzeugt hat. Hat eine vergiftete Leiche längere Zeit in der Erde gelegen, so muss auch ein Theil derselben untersucht werden, weil das Gift aus dem Körper in die Erde gedrungen sein kann und umgekehrt. Vor jeder Analyse müssen alle Reagentien und Gefässe auf ihre Reinheit im Allgemeinen und auf die Abwesenheit jener Stoffe insbesondere, welche ausgemittelt werden sollen, geprüft werden, und im Gutachten ist besonders zu bemerken, dass dies geschehen sei. Die Kohle als Entfärbungsmittel gefärbter oder trüber Substanzen anzuwenden, ist durchaus unzulässig, da ihr zersetzender Einfluss auf viele Körper noch unbekannt ist.

In dem Gutachten muss nicht bloss das Resultat der Untersuchung, sondern auch der Weg angegeben werden, auf welchem es gewonnen wurde. Eine qualitative Nachweisung des vergiftenden Stoffs ist in manchen Fällen hinreichend, und eine quantitative würde nur dann einen Werth haben, wenn man den ganzen Körper untersuchen und analysiren könnte. Man übersehe nur nicht, dass gewisse Körper, welche in grossen Gaben giftig wirken, in kleinen schon als nothwendige Bestandtheile im gesunden Körper enthalten, oder als Arzneimittel (als Gegengifte etc.) in den Körper gebracht sein können. In jenem Falle kann eine quantitative Analyse nothwendig werden, in diesem muss eine genaue Krankheitsgeschichte, (welche häufig schon auf die Art des Giftes führt) nebst Angabe der verordneten Mittel gegeben werden.

Man muss bemüht sein, die giftige Substanz rein für sich zu erhalten, und genau alle oben genannten Theile durchsuchen, ob sich irgend welche Stoffe finden, die mit dem unbewaffneten oder bewaffneten Auge ihre Natur erkennen lassen. Pflanzliche oder thierische Substanzen, z. B. Beeren oder Samen von Belladonna, Stechapfel, Canthariden u. s. w. lassen sich an ihren äussern Kennzeichen bestimmen; sind sie aber schon aufgelöst, so wird ihre chemische Ausmittelung sehr schwer, oft sogar unmöglich. Die mineralischen Gifte können im Allgemeinen mit Sicherheit nachgewiesen werden, wenn sie sich noch im Körper oder in dessen Auswurfsstoffen befinden. Bei dieser (chemischen) Ausmittelung der Vergiftungen ist es dem Chemiker oft sehr störend, dass fast immer fremde Stoffe in Masse beigemengt sind, wodurch die Reaktionen unsicher werden. Es sind dazu verschiedene Operationen nöthig. Es versteht sich von selbst, dass man die zu untersuchende Masse in verschiedene Theile theilt, um viele Operationen vornehmen zu können. Der Gebrauch des Mikroskops ist oft unumgänglich nothwendig. —

§. 31. Vorbereitende Operationen.

Wenn man das Gift in Substanz finden kann, so kommt man natürlich am schnellsten zum Ziele. Ist es thunlich, so übergiesse man die zu untersuchenden Massen mit destillirtem Wasser; setzt sich am Boden des Gefässes etwas ab, so sammelt man es in reine Porzellan- oder Glasgefässe, um die Substanz einer besondern Prüfung zu unterwerfen. Nachdem man sich alle Eigenschaften der zu untersuchenden Massen bemerkt hat, prüft man ihr Verhalten auf blaues oder geröthetes Lackmuspapier. War weder ein freies Alkali, noch eine freie Säure vorhanden, so destillire man im Wasserbade einen Theil der Gesammtmasse ab, und prüfe, ob eine flüchtige Substanz übergegangen ist. Findet sich im Destillat Nichts, und kann man flüchtige Pflanzenalkaloide vermuthen, so destillirt man bei Zusatz von kohlensaurem Natron unter Steigerung der Wärme von Neuem, prüft, ob das Destillat alkalisch reagirt, und bewahrt es zur weitern Untersuchung. Einen Theil des Retortenrückstandes verwendet man zur Untersuchung auf mineralische (metallische) Gifte (s. u.). Den andern Theil der ursprünglichen Masse kocht man mit Wasser aus, dampft die filtrirte Lösung zur Trockne ein, und zieht diese nach einander mit Aether und Alkohol aus, kocht die, mit Wasser ausgekochte, auf dem Filtrum zurückgebliebene Masse mit Alkohol aus, filtrirt, und bewahrt die alkoholischen und ätherischen Auszüge nebst dem Destillate einzeln für sich auf. In den verschiedenen Auszügen und dem Destillate hat man alle organischen Verbindungen, besonders wenn die Lösungsmittel noch mit Essigsäure angesäuert worden waren. Ebenso enthalten sie viele anorganischen Verbindungen, welche letztere aber auch in dem ausgekochten Rückstande zum Theil zu suchen sind.

Die mineralischen Stoffe, z. B. Ammoniak, sucht man im Destillate, oder in den wässrigen oder alkoholischen Auszügen, oder man zersetzt die organischen Substanzen,

1) durch Eintrocknen im Sandbade, Verkohlen, Ausziehen mit Salpetersäure (Prüfung der salpetersauren Lösung) und Einäschern der ausgezogenen Kohle. Dieser Aschenrückstand wird dann weiter geprüft. Unsicheres Verfahren.

2) Die organische Substanz wird mit einem Gemisch von Salpetersäure und Schwefelsäure in weiten Gefässen so lange gekocht, bis keine rothen Dämpfe mehr aufsteigen. Oder

3) wird die organische Substanz mit Salpetersäure gelinde erwärmt und in kleinen Portionen chlorsaures Kali zugesetzt, wobei sich die klare Lösung, welche ihr auf der Oberfläche schwimmendes Fett leicht abscheiden lässt, gelblich färbt. Bevor man sie mit Schwefelwasserstoff behandelt, verdünnt man sie, wenn sie flüchtige

Stoffe enthält, mit Wasser, oder wenn dies nicht der Fall ist, so dampft man sie zur Verjagung der überschüssigen Salpetersäure ein.

4) Nach Wöhler löst man die organischen Stoffe bei gewöhnlicher, nicht erhöhter, Temperatur in der kleinsten Menge concentrirter Kalilauge auf, säuert die Lösung mit reiner Salzsäure an, und leitet anhaltend gewaschenes Chlorgas ein. Gestattet es die Beschaffenheit der organischen Substanz, so kann man in die Lösung direkt Chlor einleiten. In der so erhaltenen klaren Flüssigkeit ist die organische Substanz ziemlich vollständig gelöst.

§. 32. Die einleitende Prüfung der vorgefundenen Substanz geschieht, indem man, wenn sie flüssig ist, das Lösungsmittel ermittelt, ob Wasser, Alkohol, Aether, flüchtige Oele, Säuren, Alkalien, ferner den Geschmack, Geruch, das Verhalten gegen Lackmuspapier, ihre fixe oder flüchtige Natur durch Destilliren oder Glühen im bedeckten Platintiegel prüft. Bleibt Kohle zurück, so sind organische Verbindungen vorhanden.

Ist die Substanz fest, so prüft man

1) ihr Verhalten in der Wärme, durch Glühen in einer unten zugeschmolzenen Glasröhre.

a) Rückstand von Kohle, Entweichen von brennzlichen Bestandtheilen weisen organische Verbindungen, und die Bläuung eines am Ausgange der Glasröhre gehaltenen feuchten, gerötheten Lackmuspapiers auch Stickstoff nach. Jedoch können sich auch organische Körper ohne Hinterlassung von Kohle verflüchtigen, z. B. Kleesäure, Campher.

b) Schmelzen der Probe unter Entweichung von Wasserdampf zeigt Krystallwasser haltende Salze, und saure Dämpfe zeigen vermuthlich saure Salze oder organische Säuren an.

c) Bleibt die Masse fest, färbt sie sich beim Erhitzen vorübergehend gelb, so ist Zinkoxyd, färbt sie sich bleibend gelb, so ist Blei- oder Wismuthoxyd vorhanden.

d) Verflüchtigung der Substanz mit einem eigenthümlichen Geruche, oder ohne denselben, deutet auf Ammoniak-, Quecksilber- oder Arsenikverbindungen, die an dem Anfluge in der Glasröhre, wie weiter unten gelehrt werden wird, erkennbar sind.

2) Man nimmt eine an beiden Enden offene, 3 bis 4 Linien weite und einige Zoll lange, an einem Ende in eine feine Spitze ausgezogene Glasröhre, in welche Spitze man die zu untersuchende Substanz bringt, geneigt in die Flammme hält und erhitzt. Hierdurch werden manche Substanzen oxydirt oder zersetzt. Schwefelmetalle

entwickeln schweflige Säure, manche Arsenverbindungen geben ein Sublimat von arseniger Säure; Antimonverbindungen, antimonige Säure; Quecksilberverbindungen, mit Ausnahme von Calomel und Sublimat, metallisches Quecksilber. Blei kann hierbei unter Gegenwart von Chlorverbindungen als Chlorblei sich verflüchtigen und an den kältern Stellen des Röhrchens sich wieder verdichten.

3) Durch die Löthrohrversuche auf der Kohle, und zwar durch die innere Löthrohrflamme, werden, besonders bei Zusatz von Soda,

a) die Metalloxyde reducirt. Arsenverbindungen entwickeln weisse, nach Knoblauch riechende Dämpfe, Antimonverbindungen geben ein glänzendes Metallkorn, welches weissen Rauch entsendet, der mit sehr zarten glänzenden Krystallnadeln das noch glühende Metallkorn bedeckt. Zink beschlägt die Kohle gelb, nach dem Erkalten weiss, Blei und Wismuth braungelb, beim Erkalten hellgelb: das Bleikorn ist weich, das Wismuthkorn spröde.

b) Die Alkalien ziehen nach dem Schmelzen in die Kohle hinein.

c) Die alkalischen Erden schmelzen nicht, leuchten aber in der Löthrohrflamme hell.

d) Natronsalze färben diese gelb, Barytsalze gelbgrün, Kalksalze gelbroth, Strontiansalze carminroth, Arsen- und Antimonverbindungen blau, Kalisalze violett, Kupferverbindungen grün.

4) Man erforscht das Lösungsmittel der festen Substanz, ob es kaltes oder kochendes Wasser,*) eine Säure (Essigsäure, Salzsäure, Salpetersäure, Königswasser) oder ein Alkali sei. Man kocht eine Probe der Substanz nach einander mit diesen Flüssigkeiten aus, und verdampft eine filtrirte Probe auf Platinblech ab, um zu sehen, ob und welche Flüssigkeiten etwas Lösliches enthalten.

§. 33. Systematischer Gang zur Entdeckung unbekannter Gifte.

In vielen Fällen ist es möglich, dass durch die richterliche oder ärztliche Untersuchung eine Vermuthung aufgestellt werde, welches Gift zur Vergiftung gedient habe. In solchen Fällen hat der Chemiker sichere Anhaltspunkte, er wird dann die Reagentien auf jenes Gift anwenden, und gewöhnlich zum gewünschten Resultate gelangen. Es können aber auch Fälle vorkommen, in welchen man zwar eine Vergiftung vermuthen, aber nicht wissen kann, welcher Stoff angewandt worden ist. Dies sind die Fälle, in welchen die Richter und selbst noch viele Aerzte glauben, der Chemiker stelle dann einige Versuche ins Blaue hinein an, und treffe es entweder von ungefähr,

*) Es versteht sich von selbst, dass man zu diesen und den folgenden chemischen Untersuchungen, Lösungen etc. immer destillirtes Wasser nimmt.

oder nicht. Dieses Vorurtheil ist gänzlich unbegründet; der Chemiker besitzt Verfahrungsweisen, wodurch er auf gewisse Gruppen von Stoffen mit Gewissheit schliesst. Hat er sie erkannt, so ist es nicht schwer, das Gift entweder selbst darzustellen, oder es durch seine charakteristischen Reactionen nachzuweisen. Diesen, auch für den Arzt sehr wichtigen Theil der Toxikologie handle ich hier mit Zugrundelegung von Schneider's oben citirtem Werke ab.

A. Entdeckung der mineralischen Basen.

Basen sind Sauerstoffverbindungen, welche mit Säuren Salze bilden. Sie zerfallen in zwei Klassen:

I. solche, die durch Schwefelwasserstoff fällbar, und

II. solche, die durch Schwefelwasserstoff nicht fällbar sind.

Die erste Klasse zerfällt in drei Gruppen:

1. Gruppe: Metalle, welche aus sauren sowohl, als auch aus alkalischen und neutralen Lösungen fällbar sind; dahin gehören: Blei, Kupfer, Wismuth, Quecksilber, Silber, Cadmium.
2. Gruppe: Metalle, welche vollständig nur aus sauren und neutralen, nicht aus alkalischen Lösungen durch Schwefelwasserstoff gefällt werden, nämlich: Arsen, Antimon, Zinn, Gold, Platin.
3. Gruppe: Metalle, welche vollständig nur aus alkalischen, nicht oder unvollständig aus neutralen, nicht aus sauren Lösungen durch Schwefelwasserstoff gefällt werden, nämlich: Zink, Eisen, Mangan, Nickel, Cobalt.

Die zweite Klasse zerfällt in zwei Gruppen:

4. Gruppe: die der alkalischen Erden, welche mit Kohlensäure unlösliche, und
5. Gruppe: die der Alkalien, welche mit Kohlensäure lösliche Verbindungen eingehen.

Man hat also am Schwefelwasserstoff und an der Kohlensäure Mittel, wodurch man obige fünf Gruppen von einander scheidet. Bevor man die Trennung der einzelnen Gruppen vornimmt, versuche man an einer Probe, ob überhaupt durch das Reagens der Gruppe fällbare Metalle zugegen seien.

Die Lösung zur Entdeckung der Basen darf nicht zu viel freie Salpetersäure oder Chlor enthalten, weil dadurch der Schwefelwasserstoff, den man entweder als frisch bereitetes, gereinigtes Gas, um die Menge der Flüssigkeit nicht zu vermehren, oder als Schwefelwasserstoffwasser zufügt, oxydirt und die Fällung der Schwefelmetalle verhindert würde. Freies Chlor entfernt man durch Erwärmen, überschüssige freie Salpetersäure durch Eindampfen. Die eingedampfte Masse kann man beliebig mit destillirtem Wasser verdünnen.

Man leite zur vollständigen Fällung der Metalle der ersten und zweiten Gruppe so lange Schwefelwasserstoff in die saure Lösung, bis diese nach faulen Eiern riecht, und wasche die auf dem Filter gesammelten Schwefelmetalle so lange mit Schwefelwasserstoffwasser aus, bis ein filtrirter Tropfen, im blanken Platinlöffel verdampft, keinen Rückstand mehr gibt.

Um durch das alkalische Schwefelammonium die Metalle der zweiten Gruppe zu lösen, und auf diese Weise von den Schwefelmetallen der ersten Gruppe zu trennen, spült man den, durch Schwefelwasserstoff in der sauren Lösung erzeugten Niederschlag vom Filter in ein Becherglas, digerirt mit gelb gefärbtem Schwefelammonium in gelinder Wärme, trennt die ungelöst gebliebenen Metalle der ersten Gruppe durch Filtration, und wäscht den Filterrückstand mit Schwefelammonium haltigem Wasser aus.

Die Metalle der dritten Gruppe werden aus der sauren, mit Ammoniak neutralisirten Lösung durch Schwefelammonium gefällt. Der entstandene Niederschlag muss beim Sammeln auf dem Filtrum, da er besonders leicht oxydirt wird, und dann wieder in Lösung überginge, mit einer Glasplatte bedeckt, und mit Schwefelammonium haltigem Wasser gewaschen werden.

Zur Abkürzung der Arbeit kann man die Flüssigkeit, so weit sie klar ist, abgiessen; am Gefässe anhaftende Niederschläge löst man mit der Feder, oder dem Glasstabe.

Um nun die einzelnen Stoffe aufzufinden, wählt man folgenden Gang.

Hat man nach §. 31 die beigemengten organischen Stoffe abgeschieden und zersetzt, so macht man erst von der zu prüfenden Substanz eine wässrige, oder wenn diese in Wasser unlöslich oder nur theilweise löslich war, von dem Rückstand eine salzsaure, oder eine salpetersaure, oder salpetersalzsaure Lösung. Löste sich die Substanz theils in Wasser, theils in Säuren, so untersuche man beide Lösungen für sich. Man theilt die Lösungen in verschiedene Portionen. Widersteht die Substanz allen jenen Lösungsmitteln, so muss sie zuerst durch Zusammenschmelzen mit gleichen Theilen kohlensauren Kali's und Natron's aufgeschlossen werden.

a. Der neutralen oder salpetersauren Lösung fügt man tropfenweise Salzsäure, und beim Entstehen einer Trübung oder eines Niederschlages so lange zu, als noch eine Fällung erfolgt. Nach Senkung des Niederschlages giesst man die vollkommen klare Lösung, die wir mit Z. bezeichnen wollen, ab, um sie später noch weiter zu untersuchen.

Den Niederschlag bringt man auf ein Filtrum, wäscht ihn mit kaltem dest. Wasser aus, und übergiesst ihn dann mit kochendem Wasser. Löst er sich ganz auf, so besteht er ganz aus Chlorblei. Bleibt er ganz oder theilweise ungelöst, so kann er auch Chorsilber und Quecksilberchlorür, oder beide Chlorverbindungen nebst ungelöstem Chlorblei enthalten. Zunächst setzt man zu einem Theile der heiss filtrirten klaren Flüssigkeit Schwefelsäure, wodurch schwefelsaures Bleioxyd als weisser Niederschlag gefällt wird. Dann übergiesst man den ungelösten Rückstand mit Ammoniakflüssigkeit. Wird er ganz gelöst, so war er Chlorsilber, dessen Anwesenheit dadurch zur Evidenz gebracht wird, dass man die klare ammoniakalische Lösung mit Salpetersäure versetzt, wodurch Chlorsilber als weisser, im Sonnenlichte sich violett färbender Niederschlag erscheint. Bleibt der ungelöste Rückstand auf dem Filter bei Zusatz von Ammoniak weiss, so ist noch ungelöstes Chlorblei, wird er schwarz, so ist Quecksilberchlorür, und wird er grau, so sind Beide vorhanden.

Reagirte die Lösung vor Zusatz der Salzsäure alkalisch, und erzeugte Salzsäure einen Niederschlag, so kann er aus Chlorsilber und Chlorblei, und auch aus schwefelsaurem Bleioxyd nebst den Schwefelmetallen der zweiten Gruppe, (welche einen gelblich gefärbten Niederschlag geben), bestehen. Der so durch Salzsäure erzeugte Niederschlag wird mit Schwefelammonium digerirt: Silber und Blei verwandeln sich in schwarze Schwefelmetalle, bleiben also ungelöst, bilden den der ersten Gruppe angehörigen Niederschlag X, und die Schwefelmetalle der zweiten Gruppe gehen in Lösung W über. Man trennt die Stoffe der beiden Gruppen durch Filtration, und untersucht sie wie folgt.

b. Erzeugte die Salzsäure in der Lösung keinen Niederschlag, so wird sie wie die abgegossene (oder abfiltrirte) Lösung Z (s. o.) untersucht, indem man Schwefelwasserstoff im Ueberschuss durchleitet. Der erzeugte, die Metalle der ersten und zweiten Gruppe enthaltende Niederschlag P wird auf einem Filtrum gesammelt, mit Schwefelwasserstoff haltigem Wasser gut ausgewaschen, und die abfliessende Lösung S zur Untersuchung auf Metalle der folgenden Gruppen bei Seite gestellt.

Den Niederschlag P spült man in ein Becherglas, fügt etwas Ammoniak und überschüssiges gelbes Schwefelammonium zu, indem man zur bessern Lösung mässig erwärmt. Tritt eine vollständige Lösung ein, so bestand der Niederschlag bloss aus Metallen der zweiten Gruppe; bleibt ein Rückstand, so sind auch Schwefelmetalle der ersten Gruppe zugegen. Den Rückstand = x trennt man durch

Filtration und Auswaschen mit Schwefelammonium von der Lösung = w. Die Lösung w enthält wie die oben unter der Rubrik a. enthaltene Lösung W die Schwefelmetalle der zweiten Gruppe, der Rückstand x ebenso, wie der oben erhaltene Niederschlag X die Schwefelmetalle der ersten Gruppe. Wie schon gesagt, werden sie auf gleiche Weise untersucht.

1. Den Rückstand x (oder auch X) kocht man mit mässig concentrirter Salpetersäure, worin sich die Metalle der ersten Gruppe, mit Ausnahme des Schwefelquecksilbers, was man an dieser Eigenschaft erkennt, lösen. Das Schwefelquecksilber wird, nachdem es durch Filtration abgeschieden, wie unten gelehrt werden soll, weiter untersucht,

Die salpetersaure Lösung dampft man zur Entfernung des grössten Theils der Salpetersäure ein, und nimmt dann von der Lösung mehrere zu untersuchende Proben.

Eine Probe, mit Schwefelsäure versetzt, zeigt durch ihren weissen Niederschlag das Blei an.

Eine zweite, möglichst wenig saure Probe, in destillirtes Wasser gegossen, verräth Wismuth durch eine weisse Trübung.

Eine dritte Probe (wozu man auch die Lösung benutzen kann, aus der durch Wasser das Wismuth und durch Schwefelsäure das Blei gefällt wurde) mit überschüssigem Ammoniak versetzt, verräth durch eine blaue Färbung das Kupfer.

Das Silber wird schon beim Zusatz der Salzsäure, vor dem Zusatz des Schwefelwasserstoffs (s. o. unter a.) erkannt.

2. Die mit Wasser verdünnte Lösung w (oder auch W) wird mit Salzsäure angesäuert, wodurch Schwefelarsen, Schwefelantimon und Schwefelzinn mit lichtgelber oder röthlichgelber, Schwefelgold oder Schwefelplatin mit dunkler Farbe, (welche Farben oft durch mitgefällten Schwefel verdeckt werden) gefällt werden. Gold und Platin erkennt man schon, indem man einem Theile der ursprünglichen Lösung w Salmiaklösung, einem andern Theile Eisenvitriollösung zusetzt: ein gelber Niederschlag in der ersten zeigt Platin; ein braunes, feines Metallpulver in der zweiten Probe zeigt Gold an. Zur Trennung des durch Schwefelwasserstoff erhaltenen Gold- und Platinniederschlags von den übrigen Metallen der Gruppe benutzt man die Unlöslichkeit ersterer in Salzsäure.

Die etwa niedergefallenen Schwefelverbindungen von Arsen, Antimon und Zinn digerirt man mit einer kalten Lösung von kohlensaurem Ammoniak, und schüttelt längere Zeit fleissig um. Hierdurch löst sich das Schwefelarsen (Schwefelantimon und Schwefelzinn nur in sehr geringer Menge), die Lösung wird abfiltrirt und ihr langsam

Salzsäure zugesetzt, wodurch das Schwefelarsenik als gelber Niederschlag fällt, den man sammelt, trocknet, mit einem Pulver von Soda und Cyankalium in eine ausgezogene Glasröhre bringt, erhitzt, und dann einen Arsenspiegel (s. u. Ausmittellung d. Arsen) erhält.

Das in kohlensaurem Ammoniak grösstentheils ungelöst gebliebene Schwefelzinn und Schwefelantimon wird mit starker Salpetersäure oxydirt, der Ueberschuss dieser durch Eindampfen und gelindes Glühen entfernt, der Rückstand in einem Silbertiegel mit Natronhydrat geschmolzen, die erkaltete Masse mit Wasser aufgeweicht, Weingeist zugesetzt und das ungelöst gebliebene antimonsaure Natron vom Weingeist getrennt, durch den man nach seiner Ansäurung mit Schwefelsäure Schwefelwasserstoffgas leitet und das in Natronlauge gelöste Zinnoxyd als hellgelbes Schwefelzinn fällt.

Enthielt die zu analysirende Substanz nur eins der angeführten Metalle, so wird der Niederschlag, welchen Schwefelwasserstoff erzeugte, schon aus der Farbe erkennbar. Schwefelantimon ist orangeroth; Schwefelarsenik und Schwefelzinn hellgelb gefärbt, jenes ist beim Erhitzen vor dem Löthrohre flüchtig, dieses nicht.

c) Ob die oben unter b, S. 63 mit S bezeichnete und bei Seite gestellte Lösung noch Metalle der dritten, vierten oder fünften Gruppe enthalte, untersucht man, wenn ein, in blankem Platinlöffel verdampfter Tropfen noch einen Rückstand hinterlässt.

Die Lösung S wird mit Ammoniak, und, es mag ein Niederschlag erfolgen oder nicht, mit Schwefelammonium (beide in Ueberschuss) versetzt. Die Metalle der dritten Gruppe als Schwefelmetalle, nebst Chromoxyd, Thonerde und den an Phosphorsäure oder Kleesäure gebundenen alkalischen Erden fallen nieder. Der Niederschlag R wird auf einem Filtrum gesammelt und mit Schwefelammonium haltendem Wasser gut abgewaschen. Die durchfiltrirte Lösung F wird zur spätern Untersuchung aufgehoben.

Den vom Filter genommenen Niederschlag R digerirt man in der Kälte mit verdünnter Salzsäure, wobei alle gefällten Basen sich lösen, nur Schwefelnickel und Schwefelcobalt, wenn sie vorhanden, bleiben als schwarzer Rückstand N, und werden von der salzsauren Lösung Q durch Filtration getrennt.

Die Lösung Q wird zur Umwandlung des etwa vorhandenen Eisenoxyduls in Eisenoxyd, und zur Verjagung des etwaigen Schwefelwasserstoffs, mit etwas Salpetersäure gekocht, und dann bis zum Aufhören der Fällung verdünnte Schwefelsäure und Alkohol zugesetzt, wodurch die vorhandenen kleesauren und phosphorsauren alkalischen Erden (mit Ausnahme des unvollständig abgeschiedenen Kalks), als schwefelsaure Salze niedergeschlagen, abfiltrirt und mit M bezeichnet werden.

Die Flüssigkeit, welche von den gefällten schwefelsauren Erden abfiltrirt wurde, oder die mit Salpetersäure versetzte Lösung Q, wenn sie durch Schwefelsäure keinen Niederschlag zeigte, wird mit Ammoniak übersättigt, Eisenoxyd, Thonerde und Chromoxyd fallen braun, weiss, gelbgrün oder violett gefärbt nieder. Zinkoxyd und Manganoxydul bleiben gelöst. Erzeugt Ammoniak einen weissen Niederschlag, so besteht er aus Thonerde oder phosphorsaurem Kalk, und ist er braun, so enthält er auch Eisenoxyd und vielleicht Chromoxyd. Dann digerirt man ihn mit Kalilauge, worin sich Thonerde und Chromoxyd lösen; das Eisenoxyd und die phosphorsauren Erden bleiben ungelöst. Dann wird die Kalilösung anhaltend gekocht, wodurch sich Chromoxyd ausscheidet. Nach seiner Abscheidung durch Filtration fällt man die Thonerde durch Kochen mit Salmiaklösung.

Zur Entdeckung des Manganoxyduls und des Zinkoxyds in der Ammoniak haltigen Lösung, aus welcher die eben genannten Basen gefällt wurden, fügt man Kalilösung zu und schüttelt: das sich ausscheidende Manganoxydul nimmt hierbei Sauerstoff aus der Luft auf, und verwandelt sich in braunes Manganoxydhydrat; das in der Lösung etwa vorhandene Zinkoxyd wird durch Schwefelammonium als weisser Niederschlag gefällt.

Der oben mit N bezeichnete schwarze Rückstand wird mit Salpetersäure oder mit Königswasser gekocht, der abgeschiedene Schwefel durch Filtriren entfernt und Ammoniak im Ueberschuss zugesetzt: eine pflaumenblaue Färbung deutet die alleinige Anwesenheit von Nickeloxyd an, eine mehr oder weniger rosenrothe oder rothbraune Färbung zeigt an, dass Cobalt vorherrsche oder allein zugegen sei. Um beide Oxyde von einander zu trennen, versetzt man die ammoniakalische Lösung mit Salmiak, und darauf mit überschüssigem Kali: das Nickeloxyd fällt als apfelgrüner Niederschlag heraus, das Cobaltoxyd bleibt gelöst, und kann durch Schwefelammonium gefällt werden.

Die oben mit M bezeichneten, als schwefelsaure Salze gefällten alkalischen Erden untersucht man zuerst auf Kalk, indem man einen Theil derselben (oder auch ganz bei nicht genügendem Vorrath) mit vielem Wasser übergiesst. Löst sich der Niederschlag ganz auf, so bestand er nur aus Kalk, den man durch Zufügung von Ammoniak und oxalsaurem Ammoniak als weisses Pulver fällt, das man durch Glühen in kohlensauren und Aetzkalk verwandelt. Blieb nach Zusatz von vielem Wasser noch ein Rückstand von schwefelsaurem Baryt und Strontian, so wird dieser, nachdem er durch Filtration gesammelt wurde, mit kohlensaurem Natronkali geschmolzen oder gekocht, mit Wasser ausgezogen, und die rückständigen kohlensauren Erden, wie sogleich anzugeben, von einander geschieden.

Von der Lösung F nimmt man einige Tropfen in einen Platinlöffel, dampft ab und glüht. Bleibt kein Rückstand, so wäre die ursprüngliche Lösung nur noch auf Ammoniak zu prüfen. Bleibt noch ein Rückstand, so untersucht man die Lösung F auf Alkalien und alkalische Erden. Zunächst übersättigt man sie zur Entfernung des Schwefelwasserstoffs mit Salzsäure, kocht unter Zusatz von etwas Salpetersäure, und setzt dann kohlensaures Ammoniak im Ueberschuss zu, wodurch Kalk, Baryt und Strontian als kohlensaure Salze mit weissem Niederschlage G fallen, die Bittererde und die etwaigen Alkalien bleiben in der ammoniakalischen Lösung A.

Den Niederschlag G löst man in wenigen Tropfen Salzsäure und theilt die klare Lösung in mehrere Theile.

Kieselflusssäure zeigt nach Zusatz von gleichen Theilen Alkohol durch einen weissen Niederschlag den Baryt an, Gypslösung zur abfiltrirten Flüssigkeit durch eine nach längerer Zeit entstehende Trübung zeigt Strontian an, von dessen Gegenwart man sich noch durch die rothe Färbung der Weingeistflamme überzeugt. Um die Kalkerde zu constatiren, nimmt man einen Theil der salzsauren Lösung, versetzt sie mit verdünnter Schwefelsäure; den etwa entstandenen Niederschlag filtrirt man ab, und die abgeflossene Lösung enthält Kalk, wenn sie auf Zusatz von Ammoniak und Oxalsäure einen weissen Niederschlag gibt.

Die ammoniakalische Lösung A wird zur ferneren Untersuchung in mehrere Theile getheilt.

Einem Theile setzt man etwas Ammoniak, dann phosphorsaures Natron zu, wodurch phosphorsaure Ammoniak-Magnesia als weisser, in Säuren löslicher Niederschlag fällt.

Einem andern Theile setzt man Barytwasser zu, um die Magnesia als Hydrat zu fällen, filtrirt sie ab, entfernt aus dem Filtrat durch Schwefelsäure oder kohlensaures Ammoniak den Baryt, der als schwefelsaurer oder kohlensaurer Baryt gefällt wird, filtrirt diesen ab, verdampft das Wasser des Filtrats, glüht den Rückstand im Platintiegel, löst einen Theil des Rückstandes in verdünntem Alkohol und fügt Platinchlorid zu, das durch einen hellgelben, im Wasser löslichen Niederschlag Kali anzeigt. Enthielt die Flüssigkeit kein Kali, wohl aber noch einen feuerbeständigen Rückstand, so kann dieser nur Natron sein. Um das Natron neben Kali zu entdecken, prüft man den Rückstand der Flüssigkeit, nachdem man das Kali durch obige Reaktion festgestellt hat, durch die wachsgelbe Farbe der Weingeist- oder Löthrohrflamme auf Natron.

Freies Ammoniak erkennt man durch die Nebelbildung bei Annäherung eines mit Salzsäure oder Essigsäure befeuchteten Glasstabes. Ammoniakverbindungen erkennt man, indem man sie in einem Kölbchen mit etwas Wasser und Natronkalk übergiesst, eine Röhre vom Kölbchen durch mit Salzsäure angesäuerten Weingeist leitet, erwärmt, und dem salzsauren Alkohol Platinchlorid zusetzt. Ein hellgelber Niederschlag zeigt unfehlbar Ammoniak an. Es versteht sich von selbst, dass man zu dieser Probe die ursprüngliche Lösung nimmt, zu der noch kein Ammoniak zugesetzt ist.

B. Entdeckung der Säuren.

Es ist bei den Säuren viel schwieriger dieselben so in Gruppen zu theilen, dass diese durch ein bestimmtes Reagens erkannt und getrennt werden können, wie dies bei den Basen gelingt. Als allgemeine Reagentien werden Chlorbaryum, salpetersaures Silberoxyd und Chlorcalcium benutzt; auf viele Säuren muss man aber mit speciellen Reagentien besonders prüfen. Hat man die Basen bereits ermittelt, so kann man mit Rücksicht auf die Lösungsverhältnisse schon auf die Abwesenheit einzelner Säuren schliessen. So kann z. B. in Substanzen, die in Wasser löslich sind und Bleioxyd oder die alkalischen Erden enthielten, nicht wohl Schwefelsäure sich befinden. Ferner können diese Erden und alle schweren Metalloxyde in neutralen Lösungen nicht mit Arsen-, Phosphor-, Bor-, Kohlensäure u. s. w. verbunden sein. Bei Gegenwart von Blei-, Silberoxyd und Quecksilberoxydul darf man auf die Abwesenheit von Chlor-, Jod-, Bromwasserstoffsäuren schliessen u. s. w.

Manche Säuren, z. B. Arsen-, Antimon-, Chrom-, Schwefelwasserstoff- und Kohlensäure wird man schon bei der Ausmittelung der Basen entdecken. Chromsaure Salze verrathen sich schon durch die gelbe oder rothe Farbe der Lösung; die Chromsäure wird beim Hineinleiten des Schwefelwasserstoffs reducirt und als Chromoxyd gefunden. Kohlen- und Schwefelwasserstoffsäure verrathen sich durch das Aufbrausen beim Behandeln ihrer Salze mit Säuren, erstere entweicht ohne, letztere mit dem ihr eigenthümlichen Geruche. Auch Phosphor- und Oxalsäure hat man bei den Basen schon gefunden, wenn sie an alkalischen Erden gebunden waren.

Um die übrigen Säuren zu entdecken, bereitet man sich eine wässrige Lösung, macht sie mit Ammoniak schwach alkalisch und setzt Chlorbaryum oder bei Gegenwart von Blei-, Silberoxyd und Quecksilberoxydul salpetersauren Baryt zu. Ein entstehender Niederschlag kann Schwefel-, Phosphor-, Klee-, Weinstein-, Bor-, Kohlen-, Chromsäure oder die Säuren des Arsens und Antimons enthalten. Die vier letztern hat man schon bei den Basen erkannt; auf die ersteren muss man weitere Prüfungen vornehmen. Die Anwesenheit der Schwefelsäure erkennt man durch die Unlöslichkeit des Niederschlags in Säuren, die Borsäure an der grünen Färbung, die der mit Alkohol und Schwefelsäure übergossene und angezündete Niederschlag der Flamme mittheilt, oder besser noch dadurch, dass dieselbe auch bei einem Ueberschusse von Salzsäure das Curcumapapier noch braun färbt. Die Kleesäure gibt mit Gypslösung einen in Essigsäure unlöslichen Niederschlag. Die Weinsteinsäure erkennt man, indem man die Lösung mit Chlorcalcium und Kalilauge versetzt, den etwa entstandenen Niederschlag abfiltrirt und die klare Lösung kocht. Bildet sich ein gallertartiger Niederschlag, der beim Erkalten verschwindet, so verräth derselbe Weinsteinsäure. Phosphorsäure findet man, wenn man den Niederschlag durch Chlorbaryum in Salpetersäure löst und die klare Lösung mit einer Auflösung von molybdänsaurem Ammoniak, zu der man so viel Salpetersäure gesetzt hat, dass der anfangs entstehende Niederschlag wieder verschwindet, erwärmt. Phosphorsäure bildet dann einen gelben Niederschlag.

Zu einer weitern Probe der neutralen wässrigen Lösung setzt man salpetersaures Silberoxyd, nachdem man sie mit Salpetersäure schwach gesäuert hat. Ein entstehender Niederschlag verräth Chlor-, Brom-, Jod-, Cyan-, Schwefelwasserstoffsäure.

Der Niederschlag von Schwefelsilber ist durch eine schwarze Farbe zu erkennen. Ist er weiss oder gelblich, so digerirt man ihn mit Ammoniak. Ein gelblicher Rückstand ist Jodsilber. Chlor-, Brom-, Cyansilber lösen sich. Die Cyanwasserstoffsäure erkennt man in der ursprünglichen Lösung durch Zusatz von Eisenchlorür- chlorid und Salzsäure, wie §. 38 gezeigt werden wird.

Um das Bromsilber zu erkennen, behandelt man den Niederschlag mit starkem Chlorwasser. Es wird sich das etwa gegenwärtige Brom mit brauner Farbe ausscheiden. Färbt er sich nicht, so war er nur Chlorsilber.

Die Salpetersäure entdeckt man endlich in der wässrigen Lösung durch Zusatz von Eisenvitriol und concentrirter Schwefelsäure an der braunen Färbung, wie §. 35 gezeigt werden wird.

War die zu untersuchende Substanz nicht in Wasser löslich, so verfährt man mit der sauren Lösung im Wesentlichen ebenso; doch ist es rathsam, die vorhandenen Metalloxyde dann erst heraus zu fällen.

C. Ermittelung der in Wasser und Säuren unlöslichen Verbindungen.

Widersteht die zu untersuchende Substanz der Auflösung in Wasser und Säuren, so kann dieselbe oder der ungelöst gebliebene Rückstand aus Chlorsilber, schwefelsaurem Kalk, Baryt, Strontian und Bleioxyd bestehen.

Behandelt man denselben mit Schwefelammonium, so wird schwefelsaures Bleioxyd und Chlorsilber durch die schwarze Färbung schon angezeigt.

Man kocht die unlösliche Substanz anhaltend mit kohlensaurem Kali. Chlorsilber widersteht der Zersetzung. Die schwefelsauren Salze zersetzen sich, indem sie die Schwefelsäure an das Kali abgeben, und sich mit dessen Kohlensäure verbinden. Man filtrirt die alkalische Lösung ab und weist in dem Filtrat durch Uebersättigen mit Salzsäure und Zusatz von Chlorbaryum die Schwefelsäure nach, Die rückständigen kohlensauren Salze löst man nun in verdünnter Salpetersäure und weist das Bleioxyd und die alkalischen Erden, wie bei der Untersuchung der Basen angegeben worden ist, nach. Sollte Calomel als unbekannter, unlöslicher Rückstand erscheinen, so lassen ihn seine Flüchtigkeit neben gleichzeitiger Schwärzung durch Schwefelwasserstoff leicht erkennen, und man wird in diesem Falle in der sauren Lösung Quecksilber entdeckt haben.

D. Zur Entdeckung der Pflanzenbasen

hat Stas eine gute Anweisung gegeben.

a) Ist die organische Base in dem Inhalte des Magens oder der Eingeweide, in Speisen, oder überhaupt in breiigen Massen aufzusuchen, so erwärmt man sie mit dem doppelten Gewichte starken Alkohols unter Zusatz von 0,5 bis 2 Grm. Wein- oder Oxalsäure, auf 70 bis 75° C. Nach völligem Erkalten wird abfiltrirt und das Unlösliche mit starkem Alkohol nachgewaschen.

Sollen die Basen in Herz, Leber, Lungen oder andern Organen nachgewiesen werden, so zerschneidet man solche fein, befeuchtet sie mit dem nach obiger Angabe angesäuertem Alkohol, presst aus, wiederholt dies, bis alles Lösliche ausgezogen ist, und filtrirt die vereinigten Flüssigkeiten.

b) Diese werden bei einer 35° C. nicht übersteigenden Temperatur eingeengt, und wenn sich hierbei nichts Unlösliches ausscheidet, bis fast zur Trockne verdampft. Es geschieht dies entweder unter einer Glocke über Schwefelsäure oder in einem starken Luftstrome.

Scheiden sich beim Eindampfen fette, oder andere unlösliche Stoffe aus, so filtrirt man die eingeengte Flüssigkeit durch ein angenässtes Filter, und verdampft das Filtrat, nach einer der oben genannten Arten, bis fast zur Trockne.

c) Den Rückstand digerirt man mit kaltem absolutem Alkohol, filtrirt, wäscht den nicht löslichen Rückstand mit Alkohol vollständig aus, lässt die alkoholische Lösung an der Luft oder im Vacuum verdunsten, löst den sauren Rückstand in wenig Wasser und setzt so lange doppelt kohlensaures Natron zu, als noch Aufbrausen erfolgt.

d) Man übergiesst und schüttet darauf das Ganze mit dem 4- bis 5fachen Volum Aether, stellt es ruhig hin und lässt etwas von dem oben aufschwimmenden Aether auf einem Uhrglase freiwillig verdunsten. Bleiben hierbei ölige Streifen auf dem Uhrglase, die sich nach und nach zu einem Tropfen ansammeln und — gelinde erwärmt — einen unangenehmen, stechenden und erstickenden Geruch verbreiten, so hat man Grund, auf eine flüssige, flüchtige Base zu schliessen, während ein fester Rückstand oder eine trübe Flüssigkeit, in welcher feste Theilchen suspendirt sind, eine nicht flüchtige, feste Base vermuthen lässt. Der Geruch kann in dem Fall animalisch, unangenehm sein, aber er ist nicht stechend, wie bei flüchtigen Basen. Geröthetes Lackmuspapier wird dauernd gebläut. — Bliebe kein Rückstand, so fügt man der Flüssigkeit etwas Natron- oder Kalilauge zu und schüttelt mit mehrmals erneutem Aether, welcher alsdann die Basis aufnimmt. —

Aus der Voraussetzung, dass die vorhandenen Basen in die ätherische Lösung übergehen sollen, ergibt sich, dass das Verfahren von Stas sich vorzugsweise auf die giftigen Alkaloide bezieht, welche in Aether löslich, wenn schon zum Theil schwer löslich, sind. Die Basen welche Stas namentlich als solche aufführt, die mittelst seines Verfahrens entdeckt werden können sind folgende: Coniin, Nikotin, Anilin, Picolin, Petinin, Morphin, Codeïn, Brucin, Strychnin, Veratrin, Colchicin, Delphinin, Emetin, Solanin, Aconitin, Atropin und Hyoscyamin. —

α) Man hat Grund, auf eine flüchtige Base zu schliessen. Man fügt zu dem Inhalte des Gefässes, aus dem man die Probe Aether abgegossen hatte, ein bis zwei Cubikcentimeter starke Kali- oder Natronlauge, schüttelt, giesst nach dem Ablagern den Aether in einen Kolben ab und wiederholt die Behandlung des Rückstandes mit Aether noch drei- oder viermal, bis eine Probe des zuletzt abgegossenen Aethers beim Verdampfen keinen Rückstand mehr hinterlässt. Man vermischt jetzt die ätherische Flüssigkeit mit etwas verdünnter Schwefelsäure, bis die umgeschüttelte Flüssigkeit sauer reagirt, lässt sich ablagern, giesst den Aether von der sauern wässrigen Flüssigkeit ab und behandelt Letztere auf gleiche Art nochmals mit Aether.

a. a. Die rückständige saure Lösung (welche schwefelsaures Ammon, Nicotin, Anilin, Picolin und Petinin enthalten kann, beziehungsweise enthalten muss, da diese Basen in ihrer Verbindung mit Schwefelsäure in Aether ganz unlöslich sind, und in der sich ausserdem, bei Anwesenheit von Coniin, der grössere Theil desselben findet,) versetzt man mit concentrirter Natron- oder Kalilösung bis zum Vorwalten, behandelt mit Aether, welcher die freigewordenen Basen wiederum aufnimmt, giesst den Aether ab, überlässt ihn — bei möglichst niedriger Temperatur — der freiwilligen Verdunstung und bringt das den Rückstand enthaltende Schälchen zuletzt ins Vacuum über Schwefelsäure. — Bei dieser Operation entweicht der Aether, wie auch das Ammoniak, während die flüchtige organische Base (deren Natur nun weiter festzustellen ist) rein zurückbleibt.

b. b. Der von der sauren Lösung abgegossene Aether enthält die animalischen Materien, welche derselbe der alkalischen Flüssigkeit entzogen hat. Er hinterlässt daher, bei freiwilligem Verdunsten, einen geringen, schwach gelb gefärbten Rückstand von widrigem Geruch, in welchem sich auch etwas schwefelsaures Coniin vorfindet, sofern diese Base vorhanden war.

β. Man hat Grund, auf eine feste Base zu schliessen. Die ätherische Lösung, welche man durch Erschöpfen des entweder nur mit doppelt kohlensaurem Natron oder ausserdem mit Kali- oder Natronlauge versetzten, zuvor sauer gewesenen Rückstandes, (siehe c und d) erhalten hat, überlässt man, nachdem einige Tropfen Alkohol zugefügt worden sind, der freiwilligen Verdunstung. Erhält man hierbei die Base nicht deutlich krystallisirt und hinlänglich rein, so fügt man einige Tropfen mit Schwefelsäure schwach angesäuerten Wassers zu, wodurch sich die Masse in der Regel in einen fettigen, der Schaale anhaftenden Theil und in eine saure wässrige Lösung scheidet, in der die Base als saures schwefelsaures Salz gelöst ist. Man decantirt oder filtrirt diese ab, wäscht mit wenig, schwach angesäuertem Wasser aus, und verdampft die Lösung unter einer Glocke über Schwefelsäure stark. Den Rückstand vermischt man mit einer ganz concentrirten Lösung von reinem kohlensaurem Kali, behandelt das Ganze mit absolutem Alkohol, decantirt und lässt die alkoholische Flüssigkeit verdunsten, wobei alsdann die Base rein oder fast rein zurückbleibt.

Diese Andeutungen mögen hier genügen; von einzelnen uns besonders interessirenden Alkaloiden soll das Verfahren ihrer chemischen Ausmittelung unten noch näher angegeben werden.

Bei Befolgung des hier angegebenen Ganges zur Entdeckung unbekannter Gifte werden die mineralischen Substanzen mit ziemlicher Sicherheit gefunden werden. Die pflanzlichen Gifte hingegen können gewöhnlich nur unter günstigen Umständen mit Sicherheit nachgewiesen werden; in manchen Fällen lassen sich dieselben nur vermuthen, und müssen dann die Resultate der ärztlichen Beobachtung des Vergifteten während des Lebens und der gerichtliche Leichenbefund zu Hülfe genommen werden. Es braucht kaum bemerkt zu werden, dass die Entdeckung einer Pflanzenbase entweder auf Vergiftung mit dieser, oder mit der Pflanze schliessen lässt, aus welcher jene gewonnen werden kann.

§. 34. Ermittelung der Schwefelsäure.

Wirkte sie concentrirt ein, so gibt meist der Leichenbefund unzweifelhafte Zeichen. Die Schwefelsäure wird dadurch mit Bestimmtheit nachgewiesen, dass eine mit Salzsäure angesäuerte Probe durch Chlobaryum einen weissen Niederschlag gibt; allein die schwefelsauren Salze, deren im Normalzustande im Organismus schon welche vorkommen, geben dieselbe Reaktion. Um also freie Schwefelsäure mit Gewissheit nachzuweisen, kocht man den Magen, die Speiseröhre etc. und deren Inhalt mit dest. Wasser, filtrirt, dampft das Filtrat im Wasserbade bis auf etwa 1 bis 2 Unzen ein, zieht den Rückstand mit absolutem Alkohol aus und filtrirt. Die schwefelsauren Salze bleiben zurück, die Schwefelsäure geht mit einigen organischen Stoffen über. Das alkoholische Filtrat verdünnt man mit Wasser, dampft nochmals ein, und zieht den Rückstand wieder mit Alkohol aus. Dem zweiten alkoholischen mit Wasser verdünnten Filtrat setzt man zur Oxydation der organischen Substanz unter gelindem Erwärmen Salpetersäure zu, theilt darauf das Ganze in 2 oder mehrere Theile und fügt dann einem Theile davon Chlorbaryum zu. Ein weisser Niederschlag zeigt die Schwefelsäure an. Einen andern Theil giesst man nach Entfernung der Salpetersäure durch Erwärmen in eine tubulirte Retorte, Fig. I. a deren Mündung mit einer gebogenen Glasröhre

Fig. I.

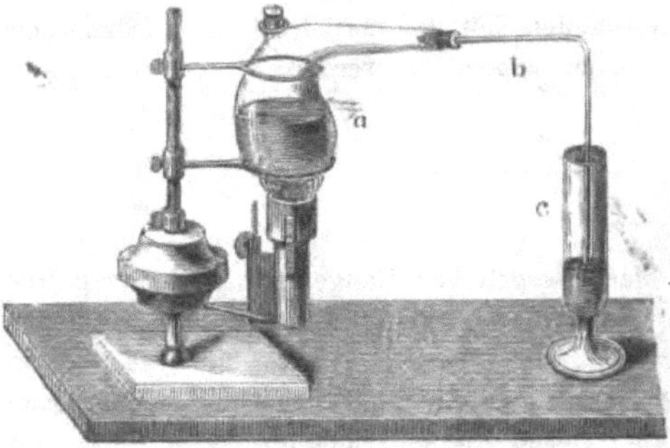

mittelst Kork luftdicht verschlossen ist, welche in ein Gefäss c mit dest. Wasser reicht. Man erhitzt den Inhalt der Glasretorte und prüft dann das vorgelegte Wasser mit Chlorbaryum auf Schwefelsäure. Findet man diese, so giesst man in das Glasgefäss, in welches die Glasröhre mündet, Lackmustinktur, gibt durch den Tubus der Retorte Kupferspäne in die zu untersuchende Flüssigkeit und erhitzt. Es entwickelt sich schweflige Säure, welche die Lackmustinktur röthet und durch ihren Geruch gut zu erkennen ist.

Sind bei Schwefelsäurevergiftung Alkalien oder Erden, oder deren kohlensaure Verbindungen als Gegengifte in Anwendung gekommen, so schlägt man nach Ausziehung der Cadavertheile (s. oben) aus den Lösungen nach Zusatz von Salzsäure mit Chlorbaryum die Schwefelsäure nieder, filtrirt den Niederschlag durch ein Berzeliusfiltrum, trocknet, glüht im Platintiegel, wägt, und bestimmt so die Menge der Schwefelsäure. Das Resultat vergleicht man mit den normalen Verhältnissen, indem man entsprechende unberührte, gesunde Cadavertheile in derselben Weise behandelt, und die Menge der schwefelsauren Verbindungen bestimmt.

In mehrere Monate verfaulten Leichen findet sich nach Vergiftungen mit Schwefelsäure diese noch frei, und an Ammoniak gebunden.

Der Harn ist nach Schwefelsäurevergiftungen sehr reich an schwefelsauren Salzen.

Nach den Untersuchungen von M a s c h k a (s. die Prager Vierteljahrsschrift X. Jahrg. 1853. S. 59) ergibt sich, dass sich in den am menschlichen Körper entstandenen Brandschorfen nebst reichlichen Mengen von Phosphorsäure, selbst dann geringe Spuren von freier Schwefelsäure nachweisen lassen, wenn auch der zur Erzeugung der Verbrennung benutzte Körper keine Schwefelsäure zu bilden vermag, wie dies z. B. bei der Holzkohle der Fall ist, wo dann die Nachweisung beider Säuren auf Rechnung der in den organischen Theilen enthaltenen Sulphate und Phosphate, welche letztere die saure Reaktion vorzugsweise bedingen, zu bringen ist. Auch kann sich durch Verbrennen von Kleidungsstücken (Bettchen, Hemden etc.) freie Schwefelsäure entwickeln. Beim Glühen der Steinkohle scheidet sich auch Schwefelsäure aus. In vielen Zeugen, z. B. Bettüberzügen, Schürzen etc., ist freie Schwefelsäure, wahrscheinlich in Folge des Färbens, enthalten.

§. 35. Ermittelung der Salpetersäure.

Freie Salpetersäure oder salpetersaure Salze finden sich im gesunden Organismus nirgends, sondern nur unter aussergewöhnlichen Verhältnissen, z. B. beim Einnehmen von gewissen Arzneistoffen, oder bei Vergiftungen.

1. Die Reaktionen auf Salpetersäure werden durch die Anwesenheit organischer Substanzen oft sehr gestört. Man zieht daher die betreffenden Cadavertheile mit kaltem Wasser aus, filtrirt, neutralisirt mit reinem kohlensauren Kali oder Natron, dampft bis auf den 4. bis 6. Theil, und nöthigenfalls noch weiter ein, sammelt die Krystalle oder giesst die eingedampfte Lösung in ein Kölbchen, Fig. II. a in welches man durch einen gut schliessenden, doppelt durchbohrten Kork g einen bis nahe auf den Boden in die zu untersuchende Flüssigkeit reichende Trichterröhre b, und eine mit einem Ende nicht weit ins Kölbchen reichende, mit dem andern Ende in ein enges Cylinderglas d nahe auf dessen Boden mündende Gasentbindungsröhre c gesteckt hat. Das Cylinderglas d ist mit concentrirter Eisenvitriollösung halb gefüllt, und steht zur Abkühlung in kaltem Wasser des Glases e. Durch den Trichter giesst man concentrirte Schwefelsäure, und erhitzt die Mischung. Durch Reducirung der übergehenden Salpetersäure oder salpetrigen Säure in Stickstoffoxydul wird die Eisenvitriollösung braun oder sogar schwarz.

Fig. II.

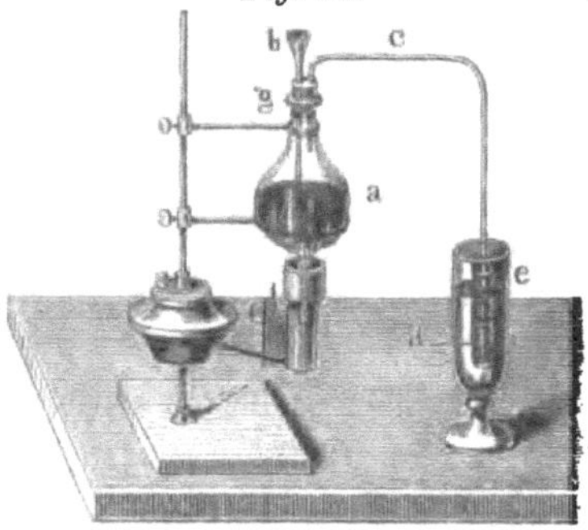

2. Ist Salpetersäure in grösserer Menge vorhanden, so erkennt man sie, wenn man in einem Probircylinder zu der zu untersuchenden Substanz Kupferfeile und etwas Schwefelsäure giesst, und sich rothbraune Dämpfe von salpetriger Säure entwickeln.

3. Wird ein salpetersaures Salz mit Cyankalium gemischt, und

dieses Gemisch in einem Platinlöffel erhitzt, so entsteht eine Verpuffung, verbunden mit Feuererscheinung und Knall.

Die gereichten Antidota verändern das obige Ausmittelungsverfahren nicht.

Da die Salpetersäure in den Harn übergeht, so ist auch dieser zu untersuchen. Man findet sie im Harn an Alkalien gebunden.

In den Leichen bildet sich bei der Verwesung nach Salpetersäurevergiftungen Salpeter oder salpetersaures Ammoniak, welche sich aber auch sonst in der Kirchhofserde finden, und daher die Untersuchung dieser nicht zu versäumen ist.

§. 36. Ermittelung der Salzsäure und des Königswassers.

Der Nachweis der Salzsäure als von aussen in den Körper gebrachtes Gift ist schwierig, da in jedem gesunden, so wie auch im kranken Körper Verbindungen von Salzsäure vorhanden sind. Es ist bei Vergiftungen wichtig die Salzsäure im freien Zustande nachzuweisen. Zu dem Zwecke zieht man die Cadavertheile mit absolutem Alkohol aus, in welchem sich die Chlormetalle (salzsaure Verbindungen mit Metallen) zum grössten Theil nicht lösen. Zu der sauren alkoholischen Lösung setzt man bis zur Neutralisation eine weingeistige Lösung von kaustischem Kali zu, wodurch Chlorkalium entsteht, welches grösstentheils ungelöst niederfällt und abfiltrirt wird. Einen sehr kleinen Theil des Niederschlags löst man in dest. Wasser, setzt einige Tropfen Salpetersäure und dann eine Lösung von salpetersaurem Silber zu. Entsteht ein weisser käsiger, im Lichte sich violett färbender Niederschlag von Chlorsilber, der sich durch Ammoniak löst, so ist die Gegenwart von Salzsäure in hohem Grade wahrscheinlich, und könnte nur das Bromsilber zur Verwechselung Veranlassung geben. Um hier absolute Sicherheit zu erlangen, schüttet man den grössern Theil des Niederschlags in ein Kölbchen, Fig. III. a, dazu gepulverten Braunstein und etwas Wasser, steckt in die Oeffnung des Kölbchen einen doppelt durchbohrten Kork, durch dessen eine Oeffnung bis nahe auf den Boden die Röhre eines Trichters b reicht. In die andere Oeffnung des Korks steckt man bis oben in den Hals des Kölbchen eine gebogene Röhre c

Fig. III.

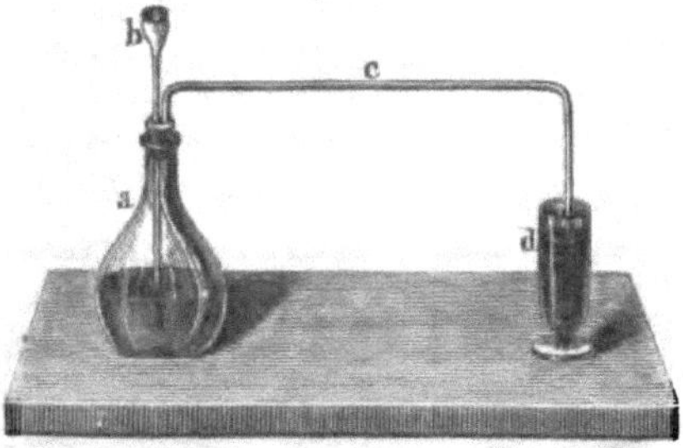

welche mit dem anderen Ende in ein Glas mit Lackmustinktur d reicht. Nun schüttet man in den Trichter concentrirte Schwefelsäure, erwärmt das Kölbchen und sieht gelbgrüne Dämpfe im Kölbchen aufsteigen, wodurch die Lackmustinktur entfärbt wird. Es entwickelt sich nämlich Chlorgas.

Sind grössere Mengen Salzsäure vorhanden, so destillirt man sie in wässriger Lösung im Wasserbade über, und prüft auf obige Weise das mit Salpetersäure versetzte Destillat durch salpetersaures Silber.

In mit Salzsäure vergifteten Leichen, die schon lange in der Erde lagen und faulten, bildet sich Salmiak, aus dessen grosser Menge ein Wahrscheinlichkeitsschluss auf Salzsäurevergiftung gemacht werden kann.

Ist bei Salzsäurevergiftungen Soda als Gegenmittel in Anwendung gekommen, so bildete sich Kochsalz (Chlornatrium), was auch in anderer Weise in den Körper hätte kommen können. War Magnesia als Gegenmittel angewandt, so trennt man das entstandene Chlormagnesium von den übrigen Substanzen durch höchst rektificirten Weingeist, worin es sich löst. Durch salpetersaures Silber kann das Chlor nachgewiesen werden.

Da die Salzsäure durch den Harn aus dem Körper ausgeschieden wird, so ist auch dieser, der aber immer salzsaure Verbindungen enthält, auf Salzsäure zu prüfen.

Eine quantitative Bestimmung der Salzsäure ist leicht, indem man den durch überschüssiges salpetersaures Silber gefällten Niederschlag von Chlorsilber auf einem Filtrum sammelt, trocknet, im gewogenen Porzellantiegel glüht und wägt. Hatte die Filtrirkohle reducirend auf das Chlorsilber eingewirkt, so löst man das ausgeschiedene regulinische Silber in Salpetersäure, dampft ab, setzt einige Tropfen Salzsäure zu, dampft ab, glüht und wägt das Chlorsilber, aus dem man durch die Proportion 143,46 Chlorsilber : 36,46 Salzsäure = a (das gefundene Chlorsilber : x der wasserfreien Salzsäure) diese berechnet.

Das Königswasser, aus einem Theil Salpetersäure und zwei Theilen Salzsäure bereitet, wird durch die Reagentien auf diese beiden Substanzen nachgewiesen.

§. 37. Ausmittelung der Oxalsäure, des oxalsauren Kali's und Ammoniak's.

Die Oxalsäure findet sich in vielen Nahrungsmitteln. Die Contenta des Magens, überhaupt Gemische von organischen Substanzen, darf man nicht zu anhaltend mit Salpetersäure behandeln, weil viele organische Substanzen sich durch Einwirkung von Salpetersäure in Oxalsäure umwandeln. Auch durch Erhitzen der organischen Substanz im trocknen Zustande kann bei Gegenwart von freien Alkalien Oxalsäure entstehen.

Zur Ausmittelung der Oxalsäure laugt man die erbrochenen Massen, den Mageninhalt u. s. w. mit kochendem Wasser aus, filtrirt, verdampft das Filtrat zur Trockne, zieht den Rückstand mit Alkohol aus, filtrirt, verdampft das alkoholische Filtrat und sieht dann die Oxalsäurekrystalle anschiessen. Man erkennt sie, selbst in geringster Menge, schon mit dem Mikroskop. Kalkwasser, sowie die löslichen Kalksalze, auch Gypssolution, bewirken in Lösungen, wo entweder die Oxalsäure frei oder gebunden vorkommt, selbst bei sehr grosser Verdünnung, feinpulverige, weisse, in Salz- und Salpeter-Säure leicht, in Essigsäure unlösliche Niederschläge von oxalsaurem Kalk. Setzt man der Flüssigkeit Ammoniak zu, so wird die Fällung der Oxalsäure durch Kalksalze beschleunigt.

Eine sehr gefärbte, mit vielen gelatinösen Substanzen gemengte, wahrscheinlich Oxalsäure enthaltende Flüssigkeit wird mit salzsaurer Kalklösung, die mit Ammoniak versetzt ist, behandelt, der erhaltene Niederschlag mit kohlensaurem Kali oder Natron gekocht, das hierbei entstandene oxalsaure Kali oder Natron durch Filtration von dem unlöslichen kohlensauren Kalk getrennt, und das Filtrat wie oben mit löslichen Kalksalzen auf Oxalsäure geprüft.

Man benutzt auch Galläpfeltinktur, um aus der wässrigen Lösung die organischen Substanzen zu fällen, und untersucht dann das Filtrat, nachdem es eingedampft und mit Alkohol ausgezogen worden, wie oben.

Waren bei Vergiftungen mit Oxalsäure, oxalsaurem Kali oder Ammoniak die alkalischen Erden als Gegenmittel gegeben worden, so kocht man die verdächtigen Substanzen mit Wasser aus, filtrirt, trennt durch Schlämmen mit kaltem Wasser die zu Boden sinkenden unlöslichen oxalsauren Erden, und löst sie in Salzsäure. Die filtrirte salzsaure Lösung enthält die oxalsaure Erde; ist diese Bittererde, so entsteht beim Neutralisiren mit Ammoniak keine Fällung, da die oxalsaure Bittererde in ammoniakalischen Salzen löslich ist. Man fällt die Bittererde aus der Lösung durch kohlensaures Kali, filtrirt, verdampft das Filtrat und erhält Krystalle von oxalsaurem Kali, welches man wie oben prüft. War das Gegenmittel Kalkerde, so löse man den Bodensatz in mässig concentrirter Salpetersäure, erwärme die Lösung gelinde, um die beigemengten organischen Substanzen zu zerstören, fällt dann den oxalsauren Kalk durch Zusatz von Ammoniak, digerirt den Niederschlag mit Essigsäure, um die etwa niedergefallenen Erdphosphate in Lösung zu bringen, filtrirt den oxalsauren Kalk ab, kocht ihn anhaltend mit kohlensaurem Kali, trennt den entstandenen kohlensauren Kalk vom oxalsauren Kali, welches man wie oben prüft.

Der Harn und das Blut sind auch auf Oxalsäure zu prüfen.

In ausgegrabenen verfaulten Leichen ist der Nachweis der Oxalsäure unsicher.

Um das oxalsaure Kali oder Ammoniak auszumitteln, verschafft man sich zuerst Gewissheit von der Anwesenheit der Oxalsäure, und dann, wie unten gelehrt wird, von der des Kali oder des Ammoniak's.

§. 38. Ausmittelung der Blausäure.

Es ist zu bedenken, dass die Blausäure in unbeerdigten Leichen nach drei Tagen, und bei bald nach dem Tode beerdigten in der Regel (Ausnahmen kommen vor) nach acht Tagen nicht mehr zu entdecken ist; dass ferner die Möglichkeit nicht bestritten werden kann, dass sich Blausäure im Körper von selbst, durch Zersetzungsprocesse bilde, und dass manche genossene Substanzen, z. B. bittere Mandeln, Pflaumenkerne etc. Blausäure enthalten. Ist bewiesen, dass der Vergiftete Chlorwasser oder Bleichflüssigkeit erhalten habe, so darf man nicht hoffen, die Blausäure chemisch nachzuweisen, weil sie durch jene Stoffe in Kohlensäure und Ammoniak zerlegt wird. Sie sind daher innerlich zu geben als die besten Gegenmittel bei Blausäurevergiftungen empfohlen worden.

Organische und besonders faule Substanzen geben selbst bei der Destillation Flüssigkeiten, welche der Blausäure ähnliche Reaktionen zeigen, ohne dieselbe zu enthalten. Hat ein Gerichtschemiker die für Blausäure charakteristisch gehaltenen Niederschläge nicht weiter geprüft, so ist der chemische Nachweis der Blausäure nicht geliefert.

Endlich ist noch zu beweisen, dass die Blausäure im freien Zustande in den Substanzen enthalten war, da ja einige Blausäureverbindungen, z. B. Blutlaugensalz, nicht giftig sind.

Aus Vorstehendem ergibt sich für viele Fälle die ausserordentliche Schwierigkeit der chemischen Ausmittelung einer Blausäurevergiftung.

Zunächst prüft man, ob der Magen- und Darm-Inhalt und das Ausgebrochene etc. sauer oder alkalisch reagiren. Ist Letzteres der Fall, so kann keine freie Säure vorhanden sein; allein die saure Reaktion kann auch von andern Säuren herrühren.

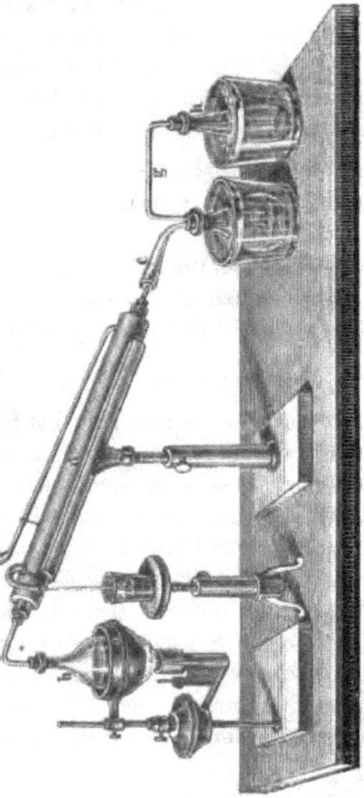

Fig. IV.

Nach Schneider fügt man dem Inhalte des Magens oder Darms, (dem Blute, dem Gehirn, der Leber, dem Urin etc.) etwas Weinsäure oder Phosphorsäure und Alkohol zu und destillirt, nachdem einige Zeit die zu untersuchenden Substanzen in einen Kolben digerirt worden, den abfiltrirten, und vor der Destillation auf Blausäure geprüften Alkohol, bei Anwendung gelinder Wärme, im Wasserbade Fig. IV. a aus dem Kolben b durch ein mit einem Kühlapparat s. Fig. IV. d versehenes Verbindungsrohr, welches in eine vorgelegte, leere, kalt gehaltene Flasche f mündet, vorsichtig über. Die Vorlage f, welche mit Eis kühl gehalten worden, wird, nachdem die Destillation beendigt, und eine Oeffnung verschlossen ist, mit kochendem Wasser umgeben, wodurch die Blausäure durch die Röhre g in die mit Eis kalt gehaltene Vorlage h überdestillirt, und sowohl dieses zweite als auch das zurückbleibende erste Destillat werden auf Blausäure geprüft. Der Alkohol bewirkt nicht allein eine raschere Verflüchtigung der Blausäure, sondern beschleunigt auch die Entwickelung der Blausäure aus solchen Gemengen, welche die Blausäure gleichsam einhüllen, daher bei der Destillation hindern. Bei Anwesenheit dieser einhüllenden Substanzen, z. B. der Milch, des Eiweisses, der Fleischsuppen, der Oelemulsionen u. s. w. würde eine direkte Ermittelung ohnehin unmöglich sein, und würde die Blausäure ohne Alkohol nicht immer vollständig überdestilliren. Im Falle vielleicht der sechste Theil Alkohols hinzugesetzt war, darf das Destillat etwa den vierten Theil des Volums der zu untersuchenden Substanz betragen, wobei für gute Abkühlung des Apparats gesorgt werden muss. Dann vermischt man einen Theil des Destillats mit Aetzkali im geringen Ueberschuss und mit einer Flüssigkeit aus zwei Theilen Eisenchlorid mit einem Theil Eisenchlorürauflösung so lange, bis die, in manchen Fällen zunächst schmutzig grün oder bläulich erscheinende Flüssigkeit durch freies Eisenoxydhydrat sich mehr der bräunlichen Farbe nähert. Man fügt nun Salzsäure im Ueberschusse zu, um dadurch das freie Alkali zu binden, das Eisencyanür-Cyanid als entstehenden blauen Niederschlag (Berlinerblau) zu fällen, und um durch die überschüssige Salzsäure das niedergeschlagene Eisenoxydhydrat wieder zu lösen. Hierbei ist es bekanntlich nothwendig, dergleichen Niederschläge gehörig ablagern zu lassen, wozu bei geringen Mengen von Blausäure oft mehrere Stunden erforderlich sind.

Ist bei dem Produkte einer solchen Destillation nebst der Blausäure noch eine andere flüchtige Substanz vorhanden, so schadet dies der obigen Reaktion eben so wenig, als die Gegenwart von ammoniakalischen Verbindungen, welche jedoch vorher durch vorsichtige Destillation getrennt werden können, wenn der Flüssigkeit zuerst das Kali hinzugefügt wurde.

Zur Bestätigung der oben angeführten Reaktion nimmt man einen Theil des sauren oder neutralen Destillats und versetzt ihn mit salpetersaurer Silberoxydlösung. Es entsteht bei Anwesenheit der Blausäure ein weisser Niederschlag von Cyansilber, welches in kochend heisser concentrirter Salpetersäure und in Ammoniak schwierig, in Cyankalium leicht, in kalter Salpetersäure nicht löslich ist. Das Cyansilber wird abfiltrirt, gesammelt, getrocknet, in ein zu einer feinen Spitze ausgezogenes Cylinderglas gethan, geglüht und das entweichende Gas (Cyan) angezündet und an der purpurrothen Farbe der Flamme erkannt.

Einen andern Theil des Destillats vermischt man mit einigen Tropfen Schwefelammonium, erwärmt das Gemisch und verdampft es in einem Schälchen bei gelinder Wärme, bis es farblos geworden ist, oder auch bis zur Trockne. Der Rückstand, oder dessen Lösung in Wasser, wird durch einen Tropfen Salzsäure schwach sauer gemacht, und ein Tropfen Eisenchlorid zugeschüttet. War Blausäure im Destillat vorhanden, so wird sie durch Schwefelammonium in Rhodanammonium umgewandelt, und es entsteht eine blutrothe Färbung nach Zusatz des Eisenchlorid (Liebig).

Ist die Blausäure oder deren Verbindung in einer Flüssigkeit, die nicht mit thierischen Stoffen vermengt ist, oder in einem Salze aufzusuchen, so setzt man Phosphorsäure oder Weinsäure der mit Alkohol zu destillirenden Substanz zu und behandelt das Destillat wie oben, mit den angegebenen Reagentien.

§. 39. Ausmittelung des Phosphors.

Die Anwesenheit des Phosphors kann vermuthet werden, wenn sich bei der Obduktion in dem Magen und Darm ein phosphorartiger

Geruch entwickelt, der entsteht, indem sich der Phosphor mit dem Sauerstoff der Luft zu phosphoriger und Phosphor-Säure verbindet, und wenn dabei die Contenta der genannten Organe im Dunkeln leuchten. Zuweilen findet man den Phosphor in Substanz. Gelingt dies nicht, so gibt es zwei Wege den Phosphor nachzuweisen, entweder wird die entstandene Phosphorsäure dargethan, oder es wird der Phosphor in Substanz ausgeschieden. Der erste Weg ist unsicher, da sich auch phosphorsaure Verbindungen in den Nahrungsmitteln und Getränken, im Blute, im Harne u. s. w. im Normalzustande finden, und man darf daher aus dem Vorhandensein bedeutender Mengen von Phosphorsäure keinen sichern Schluss auf Vergiftung mit Phosphor ziehen.

a. Um den Phosphor auf mechanischem Wege abzuscheiden, wird der Magen zerschnitten, mit der innern Seite nach aussen auf der Handfläche ausgebreitet, und während mit der Spritzflasche ein feiner Wasserstrahl darauf geleitet wird, werden mit einem hölzernen Spatel die Magenwände abgeschabt, und die kleinern Theile im Spülwasser abgewaschen. In derselben Weise behandelt man die Speiseröhre, und setzt das Abspülwasser einige Zeit bei Seite. Darauf wird von dem entstandenen Bodensatze, der aus einer kleinen Menge eines gelblichen Pulvers, und vielleicht aus griesartigen Fett- und Fleisch-Klümpchen besteht, das Leichtere durch Schlämmen getrennt, bis etwa $^1/_2$ Unze zurückbleibt. Diese Flüssigkeit wird mit dem noch übrigen Bodensatz in einen Reagenzcylinder gebracht und dieser unter stetem Bewegen in kochend heisses Wasser eingetaucht. Hierdurch gelingt es die Fettklümpchen von dem Phosphor zu trennen; dieser sammelt sich am Boden, jene an der Oberfläche und werden abgenommen. Den Inhalt des schnell abgekühlten Cylinders schüttet man in eine Schaale, und findet man dann den Phosphor zu einer Kugel zusammengeschmolzen.

Die Contenta kocht man mit reiner concentrirter Salpetersäure, wornach auf der ins Sieden gekommenen Masse kleine, sandkorngrosse Punkte erscheinen, welche mit Hinterlassung des eigenthümlichen Phosphorgeruchs bei verlängertem Kochen und Zusatz von Salpetersäure immer häufiger auftreten.

Fig. V. 1.

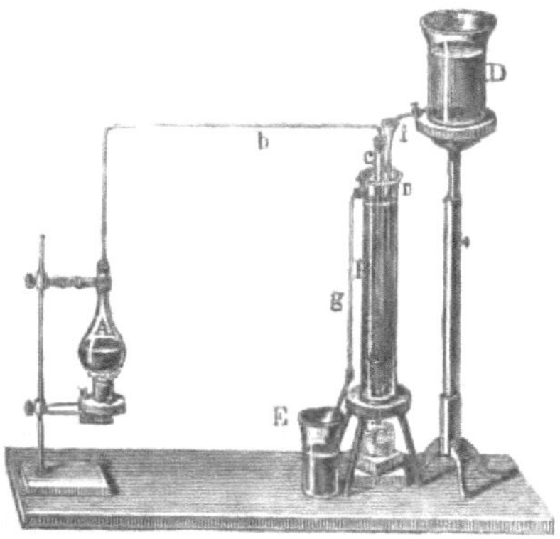

Nach E. Mitscherlich besteht das empfindlichste Mittel, Phosphor zu entdecken, darin, dass man die verdächtige Substanz mit etwas Schwefelsäure und der nöthigen Menge Wasser versetzt, und in einem Kolben A (Fig. V. 1) der Destillation unterwirft. Mit dem Kolben A bringt man ein Entbindungsrohr b in Verbindung, und dieses mit einem gläsernen Kühlrohr c c c, welches durch den Boden des Cylinders B, worin es mit einem Kork Fig. V. 2 a befestigt ist, hindurch geht, und in ein zum Theil mit Wasser gefülltes Gefäss C Fig. V. 1 mündet. Aus dem Gefässe D lässt man durch einen Trichter kaltes Wasser in den Trichter i fliessen, dessen unteres offenes Ende auf dem Boden des Gefässes B ruht. Dadurch findet in diesem ein aufsteigender Strom von kaltem Wasser statt, wodurch die in das Rohr c einströmenden Wasserdämpfe abgekühlt werden. Das erwärmte Wasser fliesst durch das Rohr g in das Gefäss E ab. Da, wo die Wasserdämpfe oben bei r in den abgekühlten Theil des Kühlrohrs einströmen, bemerkt man im Dunkeln fortdauernd das deutlichste Leuchten, gewöhnlich einen leuchtenden Ring. Man kann, wenn man 5 Unzen einer Masse zur Destillation verwendet, die nur $^1/_{40}$ Gran Phosphor, also nur $^1/_{1000}$ proc. oder $^1/_{100000}$ Phosphor enthält, über 3 Unzen abdestilliren, welches über $^1/_2$ Stunde dauert, ohne dass das Leuchten aufhört.

Fig. V. 2.

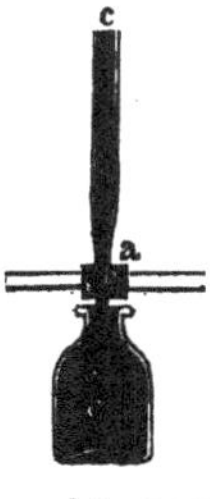

Enthält die Flüssigkeit Substanzen, welche das Leuchten des Phosphors überhaupt verhindern, wie Aether, Alkohol oder Terpenthinöl, so findet, so lange diese noch übergehen, kein Leuchten statt, da Aether und Alkohol jedoch bald abdestillirt sind, so tritt auch das Leuchten bald wieder ein.

Am Boden der Flasche C findet man Phosphorkügelchen. Bei der Destillation grösserer Massen, welche grosse Mengen Phosphor enthalten, bildet sich durch Oxydation des übergehenden Phosphors

6*

so viel phosphorige Säure, dass sie durch salpetersaures Silberoxyd und Quecksilberchlorid nachgewiesen und durch Salpetersäure in Phosphorsäure umgewandelt werden kann.

Nach Lipowitz werden die auf Phosphor zu prüfenden Substanzen mit verdünnter Schwefelsäure angesäuert und in eine tubulirte Retorte gebracht. Man wirft dann einige Stückchen Schwefel ein, und beginnt, nach lose angelegter Vorlage die Destillation. Das Destillat wird mit etwas rauchender Salpetersäure vermischt, und in einem Schälchen eingedampft, um die phosphorige Säure, welche durch Oxydation des Phosphordampfes entstanden ist, in Phosphorsäure zu verwandeln. Der hier bleibende, mit Wasser verdünnte, und wenn nöthig filtrirte, flüssige Rückstand wird mit Ammoniakflüssigkeit im Ueberschusse versetzt, dann wird eine Lösung von Chlorammonium-Magnesium, oder eine salmiakhaltige Lösung von Bittersalz hinzugegeben. Ist Phosphorsäure vorhanden, so entsteht der charakteristische weisse, körnig krystallinische oder flockige Niederschlag von phosphorsaurer Ammonmagnesia.

Der Rückstand von der Destillation wird nach dem Erkalten aus der Retorte gebracht, die Schwefelstückchen werden herausgelesen und abgespült. Erwärmt man dieselben in einem Porzellanschälchen im Wasserbade, so leuchten sie im Dunkeln, wenn sie Phosphor enthalten, und behandelt man dieselben mit rauchender Salpetersäure, so bekommt man eine Flüssigkeit, in welcher sich in oben angeführter Weise Phosphorsäure nachweisen lässt. Einige Schwefelstückchen kann man in einem Glasröhrchen mit Wasser übergiessen, die Röhren verkorken und dem Gutachten beifügen. Bei längerem Aufbewahren geht das Leuchtvermögen zwar verloren, aber in dem Wasser kann man doch noch die Phosphorsäure erkennen.

Man kann nach Lipowitz $^{1}/_{140000}$ Phosphor erkennen.

§. 40. Ausmittelung des Ammoniaks, des Kali und deren Salze.

a. Bei der Ausmittelung des Ammoniaks ist zu bedenken, dass sich dasselbe durch Fäulniss und krankhafte Vorgänge im Organismus bildet. Durch den chemischen Nachweis des Ammoniaks im Körper ist also noch nicht bewiesen, dass eine Vergiftung durch dasselbe geschehen sei. Um diese zu beweisen, müssen grosse Mengen Ammoniak's nachgewiesen werden.

1) Um das freie Ammoniak nachzuweisen, hält man einen Tropfen verdünnter Salzsäure oder Essigsäure über das zu prüfende Untersuchungsobjekt. Weisse Nebel weisen das freie Ammoniak nach;

2) Oder man legt etwas von der zu untersuchenden Substanz

in ein tiefes Uhrglas, darüber ein mit Kupfervitriollösung angefeuchtetes weisses Filtrirpapier und darüber eine Glasplatte. Nachdem das Uhrglas eine kurze Zeit in einer Temperatur von 15 bis 30° gestanden hat, erscheint das Papier bei Anwesenheit von Ammoniak lasurblau.

3) Man bringt das Untersuchungsobjekt in einen kleinen Kolben, verschliesst diesen mit einem Korke, durch den man das gebogene Ende eines Kaliapparats steckt, welcher mit Salzsäure haltigem Alkohol gefüllt ist. Nachdem man nun in den Kork noch eine zweite feine Oeffnung gemacht und etwas erwärmt hat (was aber nicht immer nöthig ist) saugt man an dem freien Ende des Kaliapparats, wodurch im Kolben ein Luftstrom entsteht, der das freie Ammoniak in den Kaliapparat führt, woselbst es sich mit der Salzsäure des Alkohols verbindet. Hat man dieses Saugen $^1/_4$ Stunde fortgesetzt, so schüttet man den Alkohol in einen Probircylinder und fügt Platinchlorid zu. Entsteht ein gelber Niederschlag, so war freies Ammoniak vorhanden.

4) Fängt man ein Destillat aus einem Kölbchen in dest. Wasser auf, so kann man eine salpetersaure Quecksilberoxydullösung zusetzen, wodurch ein schwarzer Niederschlag entsteht.

5) Man bringt die Untersuchungsobjekte in einen Kolben, übergiesst sie mit Alkohol, destillirt denselben bei gelinder Wärme in ein mit Salzsäure haltigem Alkohol gefülltes kleines Gefäss und prüft mit Platinchlorid.

Beabsichtigt man bloss die Salze des Ammoniaks nachzuweisen, so zieht man die zu untersuchenden Substanzen mit Alkohol von 84 proc. aus, filtrirt, fügt $^1/_3$ Aether zu und setzt Platinchlorid zu. Den entstehenden gelben Niederschlag sammelt man auf einem Filtrum von Berzeliuspapier, wäscht mit ätherhaltigem Alkohol gut aus, und bringt den Niederschlag durch Auflösen mit destillirtem Wasser und Abwaschen des Filtrum in das Kölbchen A Fig. VI. Nun setzt man der wässrigen Lösung mehrere Theelöffel voll Natronkalk zu, verschliesst das Kölbchen mit dem durchbohrten Kork b, und leitet die Röhre c in ein mit absolutem Alkohol nicht ganz gefülltes

Fig. VI.

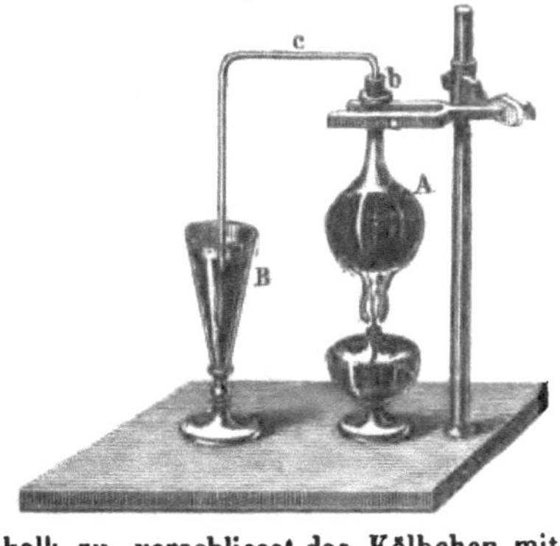

Champagnerglas B, in welches man etwa 30 Tropfen reine Salzsäure und eben so viel Platinchlorid geschüttet hat. Ist der Apparat so vorbereitet, so stellt man unter das Kölbchen A die Spirituslampe und kocht dessen Inhalt. War der aus den zu untersuchenden Substanzen und deren alkoholischem Filtrat erhaltene Niederschlag Ammoniumplatinchlorid,. so bildet sich in dem Glase B ein gelber Niederschlag von Ammoniumplatinchlorid, wodurch die Anwesenheit der Ammoniaksalze und durch Nichtentstehen des gelben Niederschlags die Abwesenheit derselben bewiesen wird. —

b. Bei der Ausmittelung des Kali ist zu erwägen, dass das Aetzkali begierig die Kohlensäure aus der Luft, aus dem Magen etc., ferner die hier enthaltenen Säuren, auch die Fette aufnimmt, mithin als solches im freien Zustande kaum, und nur wenn es in bedeutenden Mengen genommen wurde, zu ermitteln ist. Ueberdies werden Kalisalze in fast allen Nahrungsmitteln und in organischen Geweben angetroffen.

Um überschüssiges freies Kali zu ermitteln, prüft man das Untersuchungsobjekt mit geröthetem Lackmuspapier, zieht jenes mit starkem Alkohol aus und filtrirt die alkoholische Lösung, welche freies Aetzkali, so wie auch einige lösliche Kalisalze enthält. Einen Theil des alkoholischen Filtrats versetzt man mit Platinchlorid, nachdem es vorher mit Salzsäure angesäuert ist. Entsteht ein gelber Niederschlag, so filtrirt man diesen auf einem Filter von Berzeliuspapier ab, glüht in einem Platintiegel, bis alle Filterkohle verbrannt ist, zieht dann mit Alkohol den Rückstand aus und fügt dem Filtrat einige Tropfen Salzsäure und Platinchlorid zu. Ein entstandener gelber Niederschlag beweist, dass der gelbe Niederschlag Kaliumplatinchlorid (nicht Ammoniumplatinchlorid, weil das Ammonium nebst Chlor sich in der Glühhitze verflüchtigt haben und nur reines Platin zurückgeblieben sein würde) war.

Reagirte das erste alkoholische Filtrat sehr stark alkalisch, wurde wie oben die Anwesenheit von Kali, und die Abwesenheit anderer Alkalien oder alkalischen Erden nachgewiesen, so gibt eine Bestimmung der Sättigungscapacität des Kalis und die quantitative Bestimmung der dabei entweichenden Kohlensäure Aufschluss darüber, ob die alkalische Reaction von kohlensaurem, oder zum Theil noch freien Kali herrühre.

Waren in dem alkoholischen Auszuge noch organische Substanzen, welche die Reaktion hinderten, so dampft man jenen in silbernen Gefässen ein, verkohlt darin die Masse, oder behandelt sie mit Chlorgas, löst den Rückstand im Wasser auf und nimmt jene Prüfungen vor.

Um das kohlensaure Kali auszumitteln, kocht man die Untersuchungsobjekte mit Wasser aus, prüft mit Lackmuspapier, filtrirt, dampft das Filtrat ein, neutralisirt mit Essigsäure, löst die bis zur Syrupsdicke verdunstete Flüssigkeit in starkem Alkohol, und untersucht das alkoholische Filtrat mit Platinchlorid und Weinsäure. Das Aufbrausen beim Zusatz von Essigsäure weist die Kohlensäure, und die zuletzt genannten Reagentien weisen das Kali nach.

Waren Gegenmittel gegen freies oder kohlensaures Kali, z. B. Weinsäure, gegeben worden, so wird sich saures weinsaures Kali im Mageninhalte vorfinden, welches man in kochendem Wasser löst und durch Erkalten wieder herauskrystallisiren lässt.

Um das Cyankalium zu ermitteln, prüft man erst auf Blausäure (nach §. 38), dann auf Kali mit den bekannten Reagentien.

§. 41. Ausmittelung des Arseniks.

Hierbei können folgende Fälle eintreten:

I. Man findet im Magen oder Darmkanale oder in deren Inhalte, oder in dem Erbrochenen, oder in dem Abgeführten kleine Stückchen, die den Verdacht auf arsenige Säuren erregen.

In diesem Falle sammelt man die verdächtigen Körnchen, oder trennt sie durch Schlämmen mit destillirtem Wasser, in welchem sie fast unlöslich sind; von den anhangenden Theilen. Dann bringt man ein Körnchen in die zugeschmolzene Spitze der Röhre, Fig. VII. a,

Fig. VII.

schiebt in deren engen Theil einen Splitter gut ausgeglühter Kohle b, bringt diesen, indem die Glasröhre horizontal gehalten wird, zum Glühen, hebt die Oeffnung der Röhre immer höher, so dass die Stelle a ebenfalls glüht. Ist das Körnchen a Arsenik, so legt sich das Arsenmetall in den Anfang der Spitze bei c, und man prüft diesen Arsenikspiegel wie weiter unten gelehrt werden soll.

Andere Körnchen untersucht man mit dem Marsch'schen Apparat; s. u.

II. Das Arsenik ist nicht mechanisch abscheidbar, sondern in den Contentis des Verdauungskanals aufgelöst, oder schon in die Blutmasse, die Körperorgane, oder in den Harn, oder die Galle übergegangen. Hauptsächlich ist es die Leber, worin man das Arsenik auffinden kann.

Man untersucht die genannten Stoffe und Theile einzeln für sich, zerstört zunächst die organischen Stoffe, und macht eine Lösung des Arseniks, den diese enthalten.

Die zu untersuchenden Stoffe, das Erbrochene, die Faeces, Blut, Leber, Galle, Nieren, Milz, Gehirn, Rückenmark u. s. w., überhaupt die Theile, in welchen man Arsenik vermuthet, werden zerrieben, zerquetscht und möglichst in einen gleichmässigen Brei verwandelt. Zu diesem giesst man in einer geräumigen Porzellanschaale allmählich eine gleiche oder etwas grössere Menge reiner concentrirter Salzsäure, setzt die Schaale auf's Wasserbad, und alle 6 bis 10 Minuten zu deren Inhalte so lange chlorsaures Kali, bis dieser gleichmässig, hellgelb und dünnflüssig geworden. Endlich fügt man noch eine Portion chlorsaures Kali zu, und lässt das Ganze so lange auf dem Wasserbade stehen, bis der Chlorgeruch verschwunden ist. Im Falle die Flüssigkeit zu dick geworden, setzt man etwas destillirtes Wasser zu, lässt erkalten, seiht durch Leinwand und filtrirt die Colatur durch arsenfreies Filtrirpapier. Das Filtrat wird bei Seite gesetzt, das Filtrum mit dest. Wasser ausgewaschen, das zweite Filtrat und nöthigenfalls auch das erste, im Wasserbade eingedampft, und beide gemischt. Auf diese Weise werden die organischen Stoffe zersetzt, und es wird das Arsenik in Arsensäure verwandelt.

Diese fällt man, indem man das Filtrat in einem geräumigen Becherglase in heisses Wasser von 50 bis 60° R. stellt, und langsam gewaschenes reines Schwefelwasserstoffgas bis zur Sättigung durchleitet. Es fällt gelbes Schwefelarsen,*) nebst einigen organischen Stoffen, vielleicht auch mit einigen anderen, zufällig beigemischten Metallen.

Man muss nun das gefällte Schwefelarsen, von welchem die überstehende klare Flüssigkeit mit einer Pinzette abgehoben worden, auf einem kleinen Filtrum sammeln, den mit Schwefelwasserstoffwasser ausgewaschenen Rückstand mit verdünnter Ammoniakflüssigkeit oder kohlensaurer Ammoniaklösung (aus der Spritzflasche) sorgfältig ausziehen, das Filtrat in einem kleinen Porzellanschälchen sammeln und bei gelinder Wärme abdampfen, wobei bloss Schwefelarsen, ge-

---

*) Sollte nach 24stündigem Stehen nichts fallen, so concentrirt man das Filtrat durch Eindampfen, und wird dann durch Einleiten von Schwefelwasserstoff nichts gefällt, so ist kein Arsenik vorhanden.

Eine gelbe Fällung durch Schwefelwasserstoff beweist allein noch nicht die Anwesenheit des Arseniks, da durch Schwefelwasserstoff auch organische Substanzen gelb präcipitirt werden. Man muss deshalb, wie unten gelehrt wurde, das Präcipitat noch weiter untersuchen.

mengt mit einigen organischen Substanzen, als dunkler Rückstand zurückbleibt, dem vielleicht eine Spur Antimon beigemischt sein könnte. —

Diese organischen Substanzen zerstört man durch Uebergiessen des Rückstandes in Porzellanschälchen mit concentrirter, rauchender Salpetersäure, dampft bei gelinder Wärme ein, und fügt Salpetersäure so oft zu, bis der Rückstand nach dem Eindampfen feucht und gelb wird. Diesen weicht man in etwas Natronlauge auf, setzt fein pulverisirtes kohlensaures und salpetersaures Natron zu, bringt die Mischung in einen Porzellantiegel, trocknet langsam aus und steigert die Temperatur mit der Spirituslampe, bis der Tiegelinhalt ohne Verpuffung zu einer farblosen Flüssigkeit geschmolzen ist.

Im Falle Arsenik vorhanden, enthält die geschmolzene Masse arsensaures Natron, salpetersaures, salpetrigsaures, schwefelsaures und kohlensaures Natron. Löst man sie in destil. Wasser auf, so bleibt das etwa vorhandene antimonsaure Natron als weisses Pulver zurück. Man filtrirt, setzt zur Vertreibung der Salpetersäure Schwefelsäure im Ueberschuss zur Lösung, und dampft bis zum Erscheinen der dicken Schwefelsäuredämpfe ein. Dieser noch flüssige, stark saure, farblose Rückstand wird, nachdem die im Folgenden beschriebene Prüfung der anzuwendenden Substanzen vorgenommen ist, in den Marsh'schen Apparat Fig. VIII. gebracht. Derselbe besteht aus der Gas-

Fig. VIII.

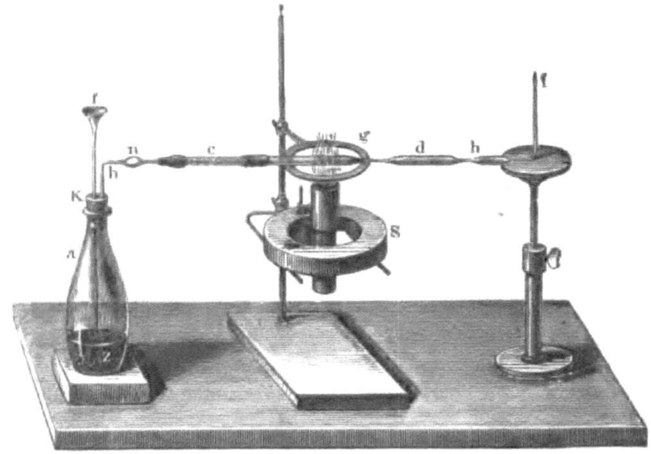

entwickelungsflasche a in welcher arsenfreies Zink und Wasser sich befinden, z. Man steckt in den Hals der Flasche einen doppelt durchbohrten Kork, K, durch dessen eine Oeffnung die Trichterröhre, f, beinahe bis zum Boden der Flasche, ein Ableitungsrohr b, mit einer Kugel n nur eben in die Flasche hineinreicht. An diese legt man mit Kautschuk das gefüllte Chlorcalciumrohr c, an dessen Endpunkte etwas trockne Baumwolle lose eingesteckt ist. Die 7 Millimeter im Lichten haltende, an 2 bis 3 Stellen ausgezogene Röhre d befestigt man mit Kautschukröhrchen luftdicht an das Chlorcalciumrohr, so wie es die Figur zeigt. Die Spirituslampe S wird, nachdem man in die Trichterröhre reine Schwefelsäure eingegossen hat, wodurch ein Gasstrom entsteht, an die in der Figur bezeichnete Stelle gesetzt, einige Zeit bis zum gänzlichen Entweichen der Knallluft gewartet, und dann angesteckt. Waren die angewandten Stoffe, Zink und Schwefelsäure, arsenfrei, so entsteht weder an der Stelle der Spiritusflamme nach 10 bis 15 Minuten ein Metallspiegel, noch auch ein gefärbter Fleck bei l, wenn man das durchströmende Wasserstoffgas anzündet, und eine reine, weisse Porzellanschaale vorhält.

Darauf giesst man die auf Arsenik zu prüfende Flüssigkeit durch das Trichterrohr in die Flasche a, ist jene arsenikhaltig, so entwickelt sich in der Flasche Arsenikwasserstoffgas, welches durch die Spiritusflamme reducirt wird, so, dass sich ein Arsenikspiegel in der glühenden Röhre bei g anlegt. Man macht einen solchen nochmals bei h, nimmt dann die Lampe fort, steckt das ausströmende Gas bei l an, und sammelt in mehreren schräg vorgehaltenen Porzellanschälchen eine Menge Arsenikflecken zur weitern Untersuchung. Hat man genug Arsenikflecken, so bläst man die Flamme aus, dreht den vertikalen Schenkel der Röhre d nach unten, in eine Lösung von mit Salpetersäure angesäuerter salpetersaurer Silberlösung, wodurch sich diese durch Ausscheidung von Silber dunkel färbt und arsenige Säure enthält. Die in der Röhre d erhaltenen Spiegel und die Flecken in den Porzellanschaalen können nur Arsenikspiegel und -Flecken sein, sofern man vorstehend beschriebenen Gang genau befolgt; es ist aber noch zur Sicherheit nöthig, ihre Verschiedenheit vom Antimonspiegel nachzuweisen.

Der Arsenikspiegel ist braunschwarz, durchscheinend, glänzend, legt sich nur hinter die erhitzte Stelle; der nahe der Flamme fast silberweisse, entfernter von ihr schwarze Antimonspiegel legt sich auch vor der Flamme an, jener entwickelt beim Anzünden einen Knoblauchgeruch, dieser nicht.

Die Arsenikflecken in den Porzellanschälchen sind braunschwarz, werden durch Chlornatronlösung*) (ohne freies Chlor) sogleich, die kohlschwarzen Antimonflecken aber nicht aufgelöst (Bischoff).

Schwefelammonium löst den Arsenikflecken und den Antimonflecken vollständig auf. Dampft man jene Lösung langsam ein, so bleibt ein rein gelber Flecken von Schwefelarsenik zurück, dampft man die letztere ein, so bekommt man einen orangerothen Rückstand von Schwefelantimon. Dieses wird durch einen Tropfen Salzsäure leicht, jenes nicht gelöst. Eine Lösung von kohlensaurem Ammoniak verhält sich umgekehrt.

Chlorsaures Kali löst Arsenflecken nach und nach, Antimonflecken nicht; entgegengesetzt wirkt Kaliumnitroprussid.

Einige Tropfen reiner Salpetersäure der preuss. Pharmakopoee lösen Arsenik- und Antimonflecken auf. In der durch Ammoniak neutralisirten Lösung von jenen bringt eine klare Lösung von salpetersaurem Silberoxyd, oder salpetersaurem Silberoxydammoniak einen gelben Niederschlag von arsenigsaurem Silberoxyd, in der Lösung der Antimonflecken keine Veränderung hervor.

Schneidet man die Glühröhre an der Stelle, wo der Metallring sitzt, mit einer Feile ab, gibt das Stück in ein Probirröhrchen und übergiesst es mit verdünnter Salpetersäure, so dass der Spiegel davon benetzt wird, so verschwindet derselbe, wenn er aus Arsen bestand, jedenfalls vollständig beim mässigen Erwärmen; dagegen scheidet sich eine weisse, in der Salpetersäure unlösliche Kruste ab, wenn der Metallring aus Antimon bestand. Die salpetersaure Lösung gibt bei Gegenwart von Arsen, nach gelindem Verdunsten der überschüssigen Säure, nach Zusatz von salpetersaurem Silberoxyd und vorsichtiger Neutralisation mit Ammoniak, einen gelben oder braunrothen Niederschlag von arsenigsaurem oder arsensaurem Silberoxyd; bei alleiniger Anwesenheit von Antimon tritt keine Reaktion ein.

Man löst den Metallspiegel in Salzsäure unter Zusatz von etwas chlorsaurem Kali, setzt dann Weinsäure zu und erwärmt. Dann nimmt man eine Lösung von schwefelsaurer Magnesia, Aetzammoniak und so viel Salmiak, dass eine weisse Trübung durch das Ammoniak nicht bewirkt wird. Von dieser ammoiakalischen Lösung setzt man zu der Lösung des Metallspiegels zu, lässt einige Zeit stehen, und streift mit einem Glasstäbchen an den Wänden des Reagenzgläschens hin und her. War Arsenik vorhanden, so fällt ein weisser Niederschlag von arseniksaurer Ammoniakmagnesia, der sich besonders an

*) Sie wird dargestellt durch Hineinleiten von Chlorgas in eine Lösung von kohlensaurem Natron.

den Stellen ansetzt, wo man mit dem Glasstäbchen das Reagenzgläschen rieb. War der Metallspiegel Antimon, so bleibt die Lösung klar.

Den Niederschlag von arseniksaurer Ammoniakmagnesia sammelt man auf einem Filter, wäscht mit Ammoniak haltigem Wasser aus und trocknet. Dann vermischt man den Niederschlag mit einem Gemenge aus 1 Theile Cyankalium und 3 Theilen trockner Soda, sehr innig, und bringt das Gemisch in den unten zu beschreibenden Reductionsapparat von Fresenius und Babo.

Leitet man die im Marsh'schen Apparate entwickelten Gase durch eine Auflösung von salpetersaurem Silber, so scheidet sich, wenn es Arsenikwasserstoffgas war, regulinisches Silber ab, und arsenige Säure, welche sich durch Anziehung des Sauerstoffs von Silber gebildet hat, bleibt in Auflösung; sie kann durch Schwefelwasserstoff in saurer Lösung als Schwefelarsen gefällt werden. Der Antimonwasserstoff erleidet in der Silberlösung gleichfalls eine Zersetzung, aber es bildet sich unlösliches Antimonsilber, und die Flüssigkeit enthält keine Spur von Antimon.

Fresenius und Babo fanden, dass sowohl aus Schwefelarsenik als auch aus Arsensäure- und Arsenigsäuresalzen Arsen reducirt wird, wenn man sie mit einem Gemenge aus Cyankalium und kohlensaurem Natron schmilzt, und dass man das Arsen als spiegelglänzendes Sublimat in allen den Fällen erhält, wo die Basen der Salze entweder gar nicht zugleich mit dem Arsen reducirt werden, oder aber wo sie zu solchen Arsenmetallen reducirt werden, welche in der Hitze das Arsen theilweise oder vollständig verlieren. Bei der Reduktion des Schwefelarsens bildet sich Rhodankalium, bei der Reduktion der Säuren des Arsens entsteht aus dem Cyankalium cyansaures Kali.

Nachdem man die arsenhaltige, (resp. des Arsens verdächtige) Masse, wie oben S. 88 gelehrt worden, behandelt, arsensaures Natron, salpetersaures, salpetrigsaures, schwefelsaures und kohlensaures Natron erhalten hat, zieht man die geschmolzene Masse mit Wasser aus, wäscht mit einer Mischung von gleichen Theilen Weingeist und Wasser aus, verdampft die Lösung unter Zusatz von Schwefelsäure, erhitzt den Rückstand mit concentrirter, wässriger, schwefliger Säure, und fällt den durch Erhitzen von der schwefligen Säure völlig befreiten Rückstand mit Schwefelwasserstoff. Den von allen organischen Substanzen völlig freien Niederschlag von Schwefelarsenik sammelt man auf einem Filter, wäscht dasselbe mit Schwefelwasserstoffwasser vollständig aus, setzt dann nach Entfernung des Waschwassers ein trocknes, gewogenes Schälchen unter, und wäscht das Filtrum mit Liquor ammonii caustici so lange aus, bis alles Schwefelarsen gelöst ist.

Auf dem Wasserbade wird diese Lösung wieder verdampft, das Ammoniak entweicht, und Schwefelarsenik bleibt zurück. Man erhält das arsenige Sulfid As S3, und da 100 Theile Arsensulfid 80,4 arseniger Säure und 60,9 Arsen entsprechen, so kann man in dieser Weise das Arsenik quantitativ bestimmen.

Die so erhaltene Menge Schwefelarsenik übergiesst man ganz oder theilweise mit concentrirter Salpetersäure, entfernt jede Spur von Salpetersäure durch wiederholtes Befeuchten des Rückstandes mit Wasser und Eintrocknen, weicht dann den Rückstand mit einigen Tropfen Wasser auf, gibt zerriebenes trocknes kohlensaures Natron hinzu, so dass eine alkalische Masse entsteht, trocknet diese im Schälchen unter öfterem Umrühren vollständig aus, und verwendet sie zur Reduktion in dem Apparate von Fresenius und Babo, den die Fig. IX. darstellt. Die

Fig. IX.

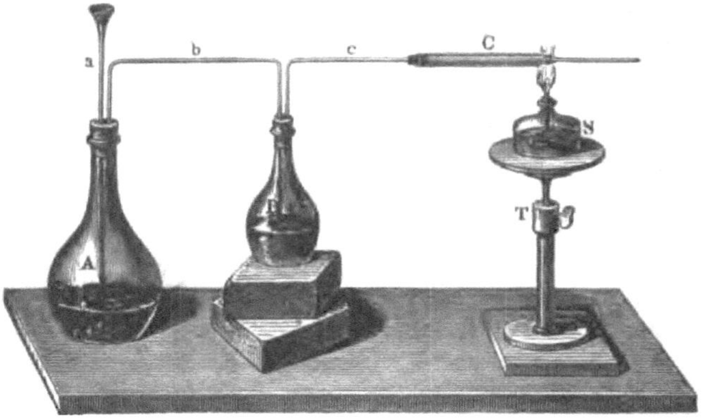

Flasche A wird beinahe zur Hälfte mit grössern Marmorstücken und dest. Wasser gefüllt. Durch den doppelt durchbohrten Kork geht eine Trichteröhre a, bis nahe zum Boden der Flasche eine andere Röhre b, leitet die Kohlensäure, welche durch allmähliches Zugiessen von Salzsäure durch die Trichterröhre a entwickelt wird, in die kleine Flasche B, in welcher Schwefelsäurehydrat enthalten ist. Hier gewaschen und getrocknet, tritt die Kohlensäure durch die Röhre c, in die Reduktionsröhre C, welche in Fig X. zu $^1/_3$ ihrer Grösse abgebildet ist.

Fig. X.

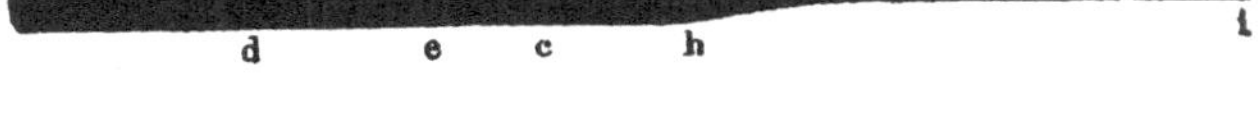

Die vorhin erwähnte, mit kohlensaurem Natron neutralisirte, Arsensäure- oder Arsenigsäure-Salz enthaltende Masse wird mit etwa 10 Theilen eines gepulverten, gut getrockneten Gemenges aus 3 Theilen wasserfreiem kohlensaurem Natron und 1 Theil Cyankalium in einem Achatmörser bestens zusammengerieben, auf ein schmales, rinnenförmig gebogenes Streifchen Kartenpapier in die Reduktionsröhre C (Fig. X. bis e) eingeschoben, und dann die Röhre halb um ihre Axe gedreht. Das Gemenge kommt so an die Stelle d e der Reduktionsröhre zu liegen, und durch ein vorsichtiges Herausnehmen des Papiers sorgt man dafür, dass es unberührt, ohne die Röhre weiter zu beschmutzen, liegen bleibt.

Die so vorgerichtete und vorsichtig getrocknete Reducktionsröhre C wird in Fig. IX. durch einen luftdicht schliessenden Kork an die Röhre c befestigt.

Indem in Zwischenräumen von Sekunde zu Sekunde die Kohlensäureblasen durch die Flasche B streichen, erhitzt man durch die Spiritusflamme S Fig. IX. die Röhre C (bei c Fig. X.) bis zum Glühen, erwärmt mit einer andern starken Spiritusflamme das Gemenge von d nach e fortschreitend, bis alles Arsen ausgetrieben ist, und sich zum grössten Theile bei h als Arsenspiegel angelagert hat. Die Röhre wird dann abgenommen, bei e abgeschnitten, an beiden Seiten zugeschmolzen, versiegelt und zu den Akten gelegt.

Bei diesem Verfahren verflüchtigt sich keine Spur Antimon, und der entstandene Spiegel kann nur Arsenik sein.

Fast nach demselben Principe lässt sich der eben beschriebene Versuch im Kleinen anstellen. Die arsenhaltige Masse, mit Cyankalium und kohlensaurem Natron gemischt, bringt man in die vorn zu-

Fig. XI.

geblasene Röhre Fig. XI. a, säubert mit trocknem Fliesspapier die Röhre bis zur Kugel a, erhitzt die Kugel und den engern Theil der Röhre bis über b bis zur vollständigen Trockne und nach der Abkühlung steigert man längere Zeit die Temperatur der Kugel bis zum Schmelzen des Inhalts. Der Arsenikspiegel erscheint sehr schön bei b.

Die quantitatve Bestimmung des Arseniks kann nothwendig werden, wenn der muthmasslich Vergiftete vor seinem Tode Arsenpräparate, oder Arsenik enthaltendes Eisenoxydhydrat als Gegengift erhalten hatte, oder wenn die Kirchhoferde (welche natürlich auch untersucht werden muss) Arsenik enthielt. Man unterwirft eine bestimmte Menge der gebrauchten Arznei (wenn man nicht schon weiss, dass sie Arsenik, und wie viel, enthielt), das arsenhaltige Eisenoxydhydrat, die Erde, worin die Leiche vergraben war, nebst den Organtheilen, den ausgeworfenen Massen etc., aber Alles getrennt für sich, der quantitativen Analyse, und sieht zu, wie die erhaltenen Mengen unter einander stimmen. Fanden sich im Magen oder Darmkanale Stückchen von arseniger Säure vor, so genügt der qualitative Nachweis zur Constatirung der Vergiftung durch Arsenik.

§. 42. Ausmittelung des Antimons.

Sie geschieht in derselben Weise, wie man Arsenik ermittelt. Werden Antimonverbindungen in den zu untersuchenden organischen Substanzen vermuthet, so nehme man dann den in §. 41 beschriebenen Process vor. Bei Anwesenheit von Antimon bildet sich bei Behandlung mit Schwefelwasserstoff ein orangerother Niederschlag von Schwefelantimon, der im Marsh'schen Apparate weiter untersucht wird. Die Untersuchungsmerkmale des Antimons von Arsenik sind im §. 41 angegeben.

Die zu Vergiftungen gebräuchlichen Antimonverbindungen sind Brechweinstein und Antimonchlorid. Bei inniger Vermischung derselben mit organischen Substanzen ist es in den wenigsten Fällen, und wenn die Leiche lange gelegen hat, gar nicht möglich, bestimmt nachzuweisen, ob die Vergiftung mit der einen oder andern Substanz vorgenommen sei, und man muss sich begnügen, zu erweisen, dass ein Antimonpräparat einwirkte. Findet sich jedoch die unveränderte Substanz vor, so gelingt ihre Ermittelung durch die Anwendung des salpetersauren Silbers.

Brechweinsteinlösung gibt mit salpetersaurem Silberoxyd einen weissen, in Ammoniak löslichen Niederschlag. Die ammoniakalische Lösung trübt sich nach einiger Zeit. Versetzt man Brechweinsteinlösung zuerst mit Aetzkali im Ueberschusse, und dann mit salpetersaurem Silberoxyd, so erhält man einen reichlichen, schwarzen, in Ammoniak unlöslichen Niederschlag.

Eine Antimonchloridauflösung gibt mit salpetersaurem Silberoxyd einen weissen voluminösen Niederschlag, aus dem Ammoniak das gefällte Chlorsilber löst und Antimonoxyd ungelöst lässt. Dieses Antimonoxyd gibt in Kalilauge aufgelöst mit salpetersaurem Silberoxyd einen schwarzen Niederschlag, der an Ammoniak etwa mit gefälltes Silberoxyd abgibt. Wird die alkalische Lösung zuerst mit Ammoniak und dann erst mit salpetersaurem Silberoxyd versetzt, so tritt der schwarze Niederschlag erst nach und nach stärker auf.

§. 43. Ausmittelung des Quecksilbers.

Das Quecksilber lässt sich in der Hitze sublimiren. Schwefelwasserstoff schlägt die Quecksilberoxydulverbindungen gleich und permanent schwarz nieder, während die Oxydlösungen anfangs weiss, dann gelb, rothbraun und nur erst bei überschüssigem Schwefelwasserstoff permanent schwarz niedergeschlagen werden. Der Niederschag aus der Quecksilberoxydlösung ist unlöslich in Salpetersäure, der Niederschlag aus den Oxydullösungen wird theilweise gelöst, indem die Hälfte des Quecksilbers ausgezogen wird. Auf blanke Metalle, z. B. Gold, Kupfer etc. schlägt sich das Quecksilber aus seinen Verbindungen regulinisch nieder, und die entstandenen kleinen Kügelchen können durch Kochen zu einem grössern Korn vereinigt werden. Um kleinere Quecksilbermengen nachzuweisen, gibt man einen Tropfen der Flüssigkeit auf ein, mittelst Salpetersäure gereinigtes Kupferblech, oder Kupfermünze, und berührt das Kupfer in dem Tropfen mit einem Zinkstäbchen. Ist Quecksilber vorhanden, so wird es auf das Kupfer niedergeschlagen, und man erhält, nachdem man den Tropfen von Fliesspapier hat aufsaugen lassen, beim vorsichtigen Reiben der Stelle mit einem Stückchen weichen Holze oder mit dem Finger, einen weissen Flecken auf dem Kupfer.

Es hält häufig sehr schwer, die Quecksilberverbindung, welche zur Vergiftung gedient hat, als solche darzustellen; oft muss man sich damit begnügen, deren Bestandtheile, oder den einen, das Quecksilber, nachgewiesen zu haben.

Enthalten Flüssigkeiten, in denen man Quecksilberverbindungen vermuthet, organische Substanzen aufgelöst, so leitet man entweder Chlor durch, oder fügt Salzsäure und chlorsaures Kali zur Oxydation der organischen Substanzen zu. Nachdem das Chlor entwichen ist, leitet man Sckwefelwasserstoff durch die filtrirte Lösung. Das niedergefallene Schwefelquecksilber wird gewaschen, getrocknet, mit trockner Soda innig gemengt, und in einem an einem Ende zugeschmolzenen Glasröhrchen geglüht. An der kältern Stelle desselben schlagen sich Quecksilberkügelchen nieder.

Oder man stellt in die Quecksilberlösung ein blankes Kupfer-Blech, welches weiss beschlägt.

Fig XII.

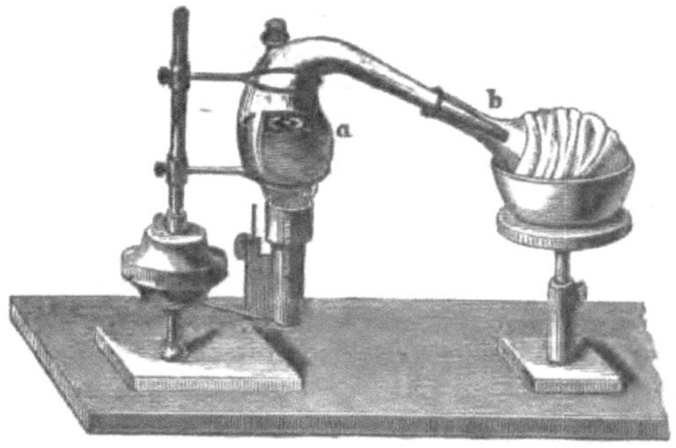

Um in festen Substanzen das Quecksilber nachzuweisen, gibt man nach F. Schneider das Untersuchungsobject in eine tubulirte Retorte, Fig. XII. a, setzt den dritten Theil des Gewichts an kohlensaurem Natron und dann so viel Wasser zu, dass das Ganze einen dicken Brei bildet. Man erhitzt anfangs gelinde, dann bis zum Kochen, und sammelt das Destillat in einer Vorlage b sorgfältig auf. Ist die Masse trocken geworden, so prüfe man die bisher erhaltene abdestillirte Flüssigkeit, ob sie Quecksilber enthalte, mit Schwefelwasserstoff; ist das der Fall, so stelle man dieselbe zur weitern Untersuchung bei Seite, wenn nicht, so wird sie weggegossen und darauf die Zersetzung der Substanz durch stärkeres Feuer bis zum Rothglühen des Retortenbodens fortgeführt. Man sehe sich vor, dass die Masse nicht überschäume und der Retortenhals nicht abgesprengt werde, weshalb man den obern Theil der Retorte mit einem Schutzblech bedeckt. Ist die Masse verkohlt, so lässt man erkalten, sprengt den Retortenhals dicht an der Wölbung mit einer Sprengkohle ab, oxydirt das empyreumatische Oel in der Vorlage und dem Retortenhalse nebst dem Destillat in der Vorlage mit Salzsäure und chlorsaurem Kali, und nachdem bei sehr gelinder Wärme alles freie Chlor entwichen ist, versetzt man die filtrirte Flüssigkeit mit einer vollkommen klaren Auflösung von Zinnchlorür, und kocht das Gemenge in einem tiefen Glase einige Minuten. Das Gefäss lässt man erkalten, schüttet die über dem Niederschlage von regulinischem Quecksilber stehende Flüssigkeit ab, und vereinigt durch längeres Kochen mit Wasser und nachheriges Abwaschen mit Salzsäure haltigem Wasser das Quecksilber zu einem grössern Korn, das man in einem gewogenen Uhrglase über Schwefelsäure trocknet und wägt.

Sind die Quecksilberkügelchen mit Fett vermischt, so kocht man mit Aetzkali, welches das Fett aufnimmt, oder man entfernt dies mit Aether.

Statt mit Zinchlorür kann man auch die vorbereitete Flüssigkeit aus der Vorlage und dem Retortenhalse, nach ihrer Behandlung mit

Salzsäure und chlorsaurem Kali, mit Schwefelwasserstoff fällen, den Niederschlag von Schwefelquecksilber auf einem gewogenen Filter sammeln, mit Ammoniak, welches die fremden Beimengungen löst, dann mit Schwefelammonium digeriren, mit Wasser waschen, trocknen und wägen. Die Menge des Quecksilbers berechnet man nach der Proportion: 116 : 100 = die gefundene Menge Schwefelquecksilber = a : x; (x = Quecksilber).

Zu Quecksilbervergiftungen wird der Sublimat gewöhnlich gebraucht. Zwar verbindet sich derselbe mit verschiedenen organischen Bestandtheilen, indess bleibt meist noch überschüssiger Sublimat übrig. Man schüttelt daher die Untersuchungsobjekte mit Aether, giesst diesen nach ruhigem Stehen durch ein Filter ab und lässt denselben in einem Uhrglase verdunsten. Im Rückstande findet man den fraglichen Sublimat.

Ammoniak gibt in Sublimatlösungen einen weissen Niederschlag von Quecksilberamid-Chlorid, welches in freien Säuren, nicht aber in Ammoniak löslich ist.

Doppelt kohlensaure Alkalien erzeugen, wenn sie frisch bereitet sind, in Sublimatlösungen keine Fällung; nach einiger Zeit aber fällt ein rother Niederschlag in geringer Menge nieder. Enthielt das Bikarbonat aber nur wenig neutrales Salz, so erhält man einen rothen Niederschlag.

Phosphorsaures Natron und Oxalsäure, welche Quecksilberoxydlösungen fällen, erzeugen in Sublimatlösungen keinen Niederschlag.

Eisenvitriollösung erzeugt keine Veränderung.

Bei Vergiftung mit Calomel findet man öfter unlösliche Stückchen desselben im Nahrungskanale, oder einen Bodensatz beim Schlämmen mit Wasser, der mit Ammoniak oder Kalkwasser eine schwarze Farbe annimmt und die Eigenschaften des Quecksilberoxyduls zeigt.

Kochende Salpetersäure verwandelt das Calomel in Quecksilberchlorid und in salpetersaures Quecksilberoxyd, das Calomel wird also durch Salpetersäure gelöst.

Siedende Schwefelsäure bildet aus Calomel Quecksilberchlorid und schwefelsaures Quecksilberoxyd.

Heisse Salzsäure zersetzt es in Sublimat, bei Gegenwart von Wasser ohne Abscheidung von Quecksilber.

Chlorgas oder Chlorwasser verwandeln es in Sublimat.

Alkalische Laugen scheiden aus dem Calomel Quecksilberoxydul ab, wenn sie damit zusammengerieben werden, und mit trocknen Alkalien erhitzt liefert das Calomel metallisches Quecksilber.

Aether, oder Alkohol, oder Wasser lösen das Calomel nicht, Sublimat ist in diesen Flüssigkeiten löslich.

Ist ein muthmaasslich mit Quecksilber Vergifteter mit Quecksilber früher ärztlich behandelt worden, so muss man, um ein Wahrscheinlichkeitsurtheil über die Vergiftung zu fällen, eine quantitative Analyse vornehmen.

§. 44. Ausmittelung des Kupfers.

Bei der chemischen Ausmittelung des Kupfers darf man starke Hitze anwenden, weil sich dasselbe nicht verflüchtigt. Kupfer ist mit Sicherheit nachzuweisen, da es sich aber nach einigen Chemikern schon im normalen Organismus vorfinden kann, so ist eine quantitative Ermittelung immer vorzuziehen, um eine Vergiftung mit Kupfer zu constatiren. Nach Legrip enthielten 1000 Theile Leber und Milz 0,0090 Kupfer. Chevallier fand zuweilen im nicht vergifteten Organismus Kupfer, zuweilen keins, so dass es noch die Frage ist, ob Kupfer ein constanter, physiologischer Bestandtheil des Organismus sei. Jedenfalls finden sich nur Spuren, und eine nur einigermaassen grössere Menge lässt auf Vergiftung schliessen. Die Präparate, welche eingewirkt haben, nachzuweisen, ist nur in seltenen Fällen, und wohl nur dann möglich, wenn sich viel von dem Kupfermittel vorfindet.

In Flüssigkeiten, die, wenn sie nicht bereits sauer reagiren, durch einige Tropfen Salzsäure angesäuert worden sind, stellt man einen blanken Eisenstab; das Kupfer schlägt sich regulinisch darauf nieder; Schwefelwasserstoff bringt einen schwarzen, blausaures Eisenkali einen chocoladefarbigen (kupferrothen) Niederschlag, Ammoniak eine blaue Färbung hervor.

Zur quantitativen Bestimmung des Kupfers verfährt man nach Schneider wie folgt:

Das Untersuchungsobjekt wird, wenn es nicht schon eine klare, farblose Flüssigkeit ist, in der Porzellan- oder Platinschaale mit Salpetersäure und chlorsaurem Kali langsam eingedampft und die trockne Masse nach und nach bis zum Schwarzwerden erhitzt. Bemerkt man, dass die Verkohlung von der Entwickelung eines dichten Rauches begleitet wird, so entfernt man für einen Augenblick das Feuer, um eine lebhafte Verpuffung und Wegschleudern zu verhüten. Nach Pulverisiren der Kohle in einer gläsernen Reibschale wird jene mit Salpetersäure von mässiger Concentration in der Wärme digerirt, endlich mit salpetersäurehaltigem Wasser ausgezogen und der Rückstand mit reinem Wasser gut ausgewaschen. Die filtrirte saure Flüssigkeit verdampft man zur Trockne, um die freie Säure zu entfernen, die trockne Masse löst man ganz oder theilweise in Wasser, filtrirt die Lösung in eine reine Porzellanschaale und bringt sie, nach Zusatz von reiner Kalilauge, bis zur alkalischen Reaktion zum Kochen, wobei der blaue Niederschlag des Kupferoxydhydrats als Kupferoxyd braunschwarz gefärbt wird. Dieses wird auf einem Filter von Berzeliuspapier gesammelt, mit Wasser gut ausgewaschen, getrocknet und in einem gewogenen Platintiegel geglüht und gewogen.

Hat man Ursache eine Fällung von andern Verbindungen, z. B. von alkalischen Erden, bei der Behandlung der Flüssigkeit mit Kali zu besorgen, so muss das Kupfer durch Einleiten von Schwefelwasserstoff in Schwefelkupfer verwandelt, dieses in Königswasser gelöst und dann erst durch Kochen mit Kali in Kupferoxyd übergeführt werden.

Will man bloss eine qualitative Prüfung vornehmen, so kann man das eingedampfte salpetersaure Filtrat mit etwas Salzsäure auflösen und dann mit blankem Eisen, blausaurem Eisenkali und Ammoniak behandeln.

§. 45. Ausmittelung des Blei's.

Etwa aufgefundene Stückchen von Bleipräparaten vermischt man mit trockner Soda und bringt sie auf Kohle in die innere Löthröhrflamme, wodurch ein Bleikorn entsteht, das man mit dem Hammer abplatten, mit dem Messer schneiden und in der äussern Löthrohrflamme in gelbes, später in rothes Bleioxyd verwandeln kann. Zudem erhält man einen gelben, beim Erkalten unveränderten Beschlag der Kohle.

Schwefelwasserstoff fällt aus sauren Lösungen das Schwefelblei als schwarzen, Schwefelsäure, schwefelsaure Alkalien fällen einen weissen Niederschlag von schwefelsaurem Bleioxyd. Kalilauge löst den Niederschlag auf.

Salzsäure bringt in Bleilösungen*) einen weissen, in vielem Wasser löslichen, aber durch Ammoniak nicht veränderten Niederschlag von Chlorblei hervor.

Chromsaures Kali erzeugt in Bleilösungen einen postgelben, in Kali leicht löslichen, in verdünnter Salpetersäure schwer löslichen Niederschlag von chromsaurem Bleioxyd.

Bei der Ausmittelung von Bleivergiftungen kocht man die zerstückelten Organe, Magen, Leber etc. mit Essigsäure haltigem Wasser aus, dampft die durch Leinwand geseihte Flüssigkeit mit dem Magen- und Darminhalt ein, oxydirt den Rückstand mit etwas Salpetersäure,

---

*) Salzsäure bringt in Quecksilberlösungen einen weissen, von Ammoniak schwarzgefärbten, in Silberlösungen einen weissen, sich in Ammoniak lösenden Niederschlag hervor.

filtrirt, prüft mit Schwefelwasserstoff, Schwefelsäure und chromsaurem Kali einzelne Proben, und reducirt die Niederschläge mit Soda und Kohle vor dem Löthrohr.

Enthalten die Flüssigkeiten zu viele organische Substanzen, so müssen jene zur Trockne abgedampft, mit Salpetersäure und chlorsaurem Kali bloss verkohlt (nicht zu heftig geglüht) werden, bis die Kohle keine Dämpfe mehr entlässt. Dann zieht man die gepulverte Kohle mit Salpetersäure aus, um die obigen Reaktionen vorzunehmen.

Weil bei Bleivergiftungen schwefelsaure Salze nicht selten als Gegenmittel angewandt werden, so findet man in diesem Falle oft schwefelsaures Blei. Die Säuren der andern Bleisalze sind durch deren eigenthümliche Reagentien zu ermitteln.

Eine quantitative Bestimmung des Bleies ist leicht, indem man das niedergefallene durch obige Operationen erhaltene schwefelsaure Bleioxyd sammelt, bei 100° trocknet und wägt. Es besteht in 100 Theilen aus 26,4 Theilen Schwefelsäure und 73,6 Theilen Bleioxyd.

Dass das Blei ein normaler Bestandtheil des menschlichen Organismus sei, ist nicht wahrscheinlich.

§. 46. Ausmittelung des Opiums (und seiner Alkaloide).

Die Hauptbestandtheile des Opiums sind: Morphium, an Mekonsäure gebunden, Narkotin, Porphyroxin, Codëin, Narceïn, ölige Opiumsäure, Thebaïn, Pseudomorphin und Meconin. Die vier ersten dieser Bestandtheile geben eigenthümliche Reaktionen, und wenn sie alle entscheidend ausfallen, so kann mit hoher Wahrscheinlichkeit die Anwesenheit des Opiums vermuthet werden.

1) Das Morphium stellt entweder kleine, farblose, glänzende, vierseitige Säulen, oder ein weisses, aus krystallinischen Flecken bestehendes Pulver dar, es löst sich in kaltem Wasser fast gar nicht, in kochendem sehr schwer; es braucht 90 Theile kalten und 20 bis 30 Theile kochenden Alkohols zur Lösung, ist aber in Aether unlöslich. Die Lösungen reagiren alkalisch und schmecken bitter. Alkalien, Ammoniak und Kalkwasser lösen beträchtliche Mengen Morphium. Aus der alkalischen Lösung krystallisirt das Morphium in dem Maasse, als das Alkali mit der Kohlensäure der Luft gesättigt wird.

Chlorgas und Jod zersetzen das Morphium.

Concentrirte Salpetersäure färbt das Morphium zuerst schön orangeroth, darauf geht diese Farbe in gelb über. Brucin und Strychnin geben dieselbe Färbung.

Neutrales Eisenchlorid, so wie jedes andere (nur nicht das essigsaure) neutrale Eisenoxydsalz, ertheilt dem Morphium eine schöne blaue, durch überschüssig zugesetzte Säure verschwindende, beim Neutralisiren mit Alkali wieder erscheinende Farbe. Durch Erhitzen, durch Alkohol, durch Essigäther wird diese Farbe zerstört; thierische oder vegetabilische Extractivstoffe und essigsaure Salze machen die Farbe unrein und undeutlich. Bei Gegenwart von Mekonsäure erzeugt das Eisenchlorid keine blaue, sondern eine rothe Färbung.

2) Die Mekonsäure bildet rhombische Prismen, ist geruchlos, schmeckt schwach, aber deutlich sauer, löst sich leicht in Wasser. Beim Kochen der wässrigen Lösung, so wie beim Erhitzen für sich über 120° verwandelt sich die Mekonsäure unter Freiwerden von Kohlensäure in eine neue Säure, die Komensäure, die bei noch höherer Temperatur unter neuem Verlust von Kohlensäure in Brenzmekonsäure übergeht. Alle diese drei Säuren färben Eisenoxydsalze blutroth. Die meisten Salze der Mekonsäure sind in Wasser schwer löslich und leicht krystallisirbar; in Weingeist lösen sie sich nicht auf. Das mekonsaure Silberoxyd, ein durch Fällung mit salpetersaurem Silber erhaltener weisser Niederschlag, löst sich in Salpetersäure, und die Lösung gibt beim Kochen Cyansilber, ohne dass salpetrige Dämpfe entweichen.

3) Das Narkotin bildet entweder gerade rhombische Säulen oder seltener perlmutterglänzende Schuppen, ist in fester Form geschmacklos, bis 170° erhitzt schmilzt es, verliert Wasser und erstarrt nach dem Erkalten krystallinisch. Es löst sich in ätherischen und fetten Oelen, wenig in warmem Alkohol und Aether, kaum etwas in Wasser. Seine Lösungen verändern die Pflanzenfarben nicht und schmecken sehr bitter. Vom Morphium unterscheidet es sich durch seine Auflöslichkeit in Aether, durch seine Unlöslichkeit in Alkalien, Ammoniak und Kalkwasser, welche es aus seinen Lösungen als weissen Niederschlag fällen, durch seine rothe Farbe, welche die schwefelsaure Lösung erst auf Zusatz von einer Spur Salpetersäure annimmt, und durch den Mangel der blauen Färbung, welche Eisenoxydsalze mit Morphiumverbindungen erzeugen.

4) Das Porphyroxin löst sich in Alkohol, Aether und verdünnten Säuren leicht auf, aus den letztern wird es als eine voluminöse harzige Masse gefällt; die Auflösungen in Mineralsäuren färben sich beim Kochen roth. Alkalien fällen aus den rothen Lösungen wieder farbloses Porphyroxin.

Um diese Alkaloide des Opiums nachzuweisen, gibt Schneider l. c. §. 416 folgendes Verfahren an. Er sagt:

A. Ist das Untersuchungsobjekt eine klare, aber gefärbte, oder eine trübe Flüssigkeit, so sucht man letztere durch Filtration zu klären, und versetzt darauf dieselbe mit basisch essigsaurem Bleioxyd, so lange noch ein Niederschlag entsteht, welcher die Mekonsäure, nebst den andern, durch Blei fällbaren, in der Flüssigkeit befindlichen Stoffe enthält. Man filtrirt, und untersucht das Filtrat F und den Niederschlag P.

In die Flüssigkeit F leitet man einen Strom Schwefelwasserstoffgas zur Fällung des überschüssigen Blei's, filtrirt das Schwefelblei ab, dampft das Filtrat im Wasserbade ein, und versetzt es mit Ammoniak in geringem Ueberschusse. Der entstandene weisse Niederschlag kann aus Morphium und etwas Narkotin bestehen. Ist er stark gefärbt, so löst man ihn in der möglichst kleinsten Menge heissen, Salzsäure haltigen Wassers und lässt krystallisiren; die beim Erkalten erhaltenen Krystalle können als genügend rein mit den Reagentien auf Morphium geprüft werden. Erhielt man keine Krystalle, so wird die Flüssigkeit vorerst weiter verdunstet und wenn nach längerem Stehen auch dann noch keine Krystalle sich bilden sollten, so fällt man die aufgelösten Basen, indem man die Flüssigkeit nach Zusatz von kohlensaurem Kali wenige Minuten kocht. Der Niederschlag wird mit Eisenchlorid und Kali (s. o. S. 100 No. 1.) auf Morphium geprüft. Um zu ermitteln, ob er auch Narkotin enthalte, löse man eine Probe in concentrirter Schwefelsäure, der man eine Spur Salpetersäure zugesetzt hat, und beobachte, ob sich die Lösung blutroth färbt.

Eine klare, farblose Lösung kann man durch gelindes Abdampfen concentriren, und dann direkt mit allen Reagentien auf Morphium prüfen.

In dem Bleiniederschlage P findet man die Mekonsäure, wenn das Untersuchungsobjekt Opium enthielt. Man wäscht ihn, spült ihn in ein Becherglas und leitet längere Zeit Schwefelwasserstoff darauf. Das gebildete Schwefelblei wird von der in der Flüssigkeit aufgelösten Mekonsäure durch Filtration getrennt, jene von dem Schwefelwasserstoff durch gelinde Wärme befreit, dann eine Probe davon mit Ammoniak neutralisirt und mit einem neutralen Eisenoxydsalze geprüft, ob eine blutrothe Färbung sich bilde, die durch reducirende Substanzen (schweflige Säure, Zinnoxydul u. s. w.) verschwindet, aber durch oxydirende Einflüsse wieder hergestellt werden kann. Den übrigen Theil der von Schwefelwasserstoffgas befreiten und weiter verdunsteten Lösung versetzt man mit salpetersaurem Silberoxyd, wodurch ein weisser Niederschlag von salpetersaurem Silberoxyd fällt, welcher sich beim Auswaschen und Trocknen in glänzende krystallinische Blättchen verwandelt, und in mässig concentrirter Salpetersäure vollständig löst. Bei Erwärmung der salpetersauren Lösung fällt unter heftigem Aufbrausen Cyansilber nieder. Wird das weisse mekonsaure Silberoxyd mit Wasser gekocht, so scheidet sich ein gelbes basisches Salz aus, und in der Flüssigkeit ist etwas Mekonsäure gelöst.

Nach Merk concentrirt man die zu untersuchende Flüssigkeit durch Abdampfen, versetzt sie dann mit Kalihydrat, und schüttelt das Gemisch mit Aether. In die abgehobene ätherische Lösung taucht man einen Streifen weisses Filtrirpapier wiederholt ein, lässt vor dem erneuerten Eintauchen trocknen, befeuchtet mit Salzsäure und hält das Papier in den Dampf des siedenden Wassers. Färbt sich das Papier schön roth, so ist Porphyroxin vorhanden.

B. Soll Opium in festen Substanzen aufgesucht werden, so zieht man dieselben zuerst mit vielem dest. Wasser, dann mit Salzsäure haltigem Wasser, und den Rückstand noch mit heissem Weingeist bei einer Temperatur von circa 90° C. aus, dampft die filtrirte Lösung im Wasserbade ein, und prüft wie unter A.

Vermuthet man eine Vergiftung mit reinem Morphium oder dessen Salzen, so verfährt man wie oben angegeben. Duflos zieht den zu untersuchenden Körper mit Wasser, zu dem man etwas Essigsäure gesetzt hat, aus, und colirt. Nach Verdunstung der colirten Flüssigkeit in gelinder Wärme bis zur Honigconsistenz, gibt man wegen der freien Säure 10 bis 20 Gran gebrannter Magnesia zu, übergiesst das Gemisch mit der 4- bis 6-fachen Menge Weingeist, und erhitzt bis nahe zum Sieden. Dann wird filtrirt, der ungelöste Rückstand mit etwas Weingeist nachgewaschen, und das Filtrat langsam verdunstet. Es krystallisirt das etwa vorhandene Morphium in kleinen nadelförmigen Krystallen heraus, und kann mit den bekannten Reagentien weiter untersucht werden.

§. 47. Ausmittelung des Alkohols, Aethers und Chloroforms.

Buchheim empfiehlt zur Ausmittelung des Alkohols folgendes, von ihm mehrfach erprobtes Verfahren:

Man verkleinert den Körpertheil, welchen man auf einen Gehalt von Alkohol untersuchen will, sogleich, nachdem man ihn aus dem Leichnam herausgenommen hat, oder legt ihn, wenn die Probe nicht sogleich angestellt werden kann, in ein wohlverschlossenes Gefäss, um die Verflüchtigung des etwa darin enthaltenen Alkohols zu verhüten. Ist die zu untersuchende Substanz von saurer Reaktion, so setzt man vorsichtig einige Tropfen stark verdünnter Kalilösung hinzu, bis ein Stück in die Mischung getauchtes Lackmuspapier nicht mehr geröthet wird. Hieraufbringt man die Substanz mittelst eines Trichters oder einer Pinzette in eine tubulirte Retorte. Diese kann man von der Grösse wählen, dass sie etwa 1 Pfd. Wasser fasst. Für kleinere Mengen kann man auch kleinere Retorten nehmen; doch ist es gut, immer so viel als möglich von der zu prüfenden Substanz anzuwenden. Will man den Alkohol in den Lungen nachweisen, so darf man die Retorte nur etwa bis zur Hälfte füllen, da die Lungen beim Erwärmen sehr schäumen, und dadurch ein Uebersteigen der Masse herbeigeführt werden kann. Die Retorte setzt man nun in ein Wasserbad, zu welchem man in Ermangelung eines besonderen Metallgefässes auch eine Casserole oder eine tiefe Abdampfschale benutzen kann. Die Retorte wird so gestellt, dass ihr Hals nur sehr wenig geneigt ist. Dieser wird vorher soweit abgesprengt, dass man ein etwa $^1/_3$ Zoll breites und 2 Zoll langes Schiffchen von Platin, Feinsilber oder Glas in denselben einschieben kann. Hat man gerade kein Platinschiffchen, so reicht auch ein Schiffchen von Feinsilber, welches man sich bei jedem Goldarbeiter für kaum mehr als $^1/_2$ Thaler machen lassen kann, vollkommen aus. In das Schiffchen bringt man etwas Platinmohr, und legt an jedes Ende desselben ein mit destillirtem Wasser befeuchtetes Stückchen blaues Lackmuspapier, welches theilweise mit dem Platinmohr in Berührung sein muss. Nun schiebt man mittelst eines Drahthäkchens das Schiffchen bis an die Stelle, wo der Retortenhals in den Bauch übergeht und erwärmt das Wasserbad durch eine untergesetzte Spirituslampe. Statt mit Wasser kann man das Wasserbad, um die Arbeit etwas zu beschleunigen, auch mit einer concentrirten Lösung von Chlorcalcium oder Kochsalz füllen. Da der Weingeist bei niedrigerer Temperatur kocht, als das Wasser, so verflüchtigt sich derselbe zuerst. Sobald sich daher die ersten Wassertropfen in dem Halse der Retorte abzusetzen beginnen, wird der Theil des Lackmuspapiers, welcher mit dem Platinmohr in Berührung ist, geröthet, während der dem Bauche der Retorte zugekehrte Theil blau bleibt, und so zugleich den Beweis gibt, dass die Säure nicht schon aus der Retorte kam, sondern erst in Berührung mit dem Platinmohr gebildet wurde.

Hat man einige Zeit erhitzt, dass schon einzelne Tropfen aus dem Retortenhalse ausfliessen, und es ist noch keine Röthung des Lackmuspapiers eingetreten, so kann man mit Sicherheit schliessen, dass keine Spur von Alkohol in dem zu untersuchenden Körpertheile enthalten war. Tritt dagegen die Röthung des Lackmuspapiers schnell und stark ein, und will man noch mehr Beweise für die Gegenwart von Alkohol beibringen, so zieht man das Schiffchen wieder aus dem Retortenhalse heraus, neigt diesen etwas stärker, fügt eine Vorlage, in Ermangelung deren man auch jede weithalsige reine Flasche benutzen kann, an, und destillirt so lange, bis das Destillat einige Drachmen beträgt, wobei man die Vorlage durch einen mit kaltem Wasser getränkten Lappen abkühlt. Das erhaltene Destillat wird nun in eine kleine Retorte geschüttet, und etwa die gleiche Menge des geschmolzenen Chlorcalciums, oder wenn man dieses nicht zur Hand hat, recht trockenen Kochsalzes hinzugefügt. Hierauf bringt man die Retorte wieder in das Wasserbad, diesmal jedoch in reines Wasser, legt eine Vorlage an und destillirt, so lange noch etwas übergeht. Von diesem zweiten Destillate kann man nun einige Tropfen zu einer Mischung von chromsauren Kali mit Schwefelsäure setzen, um auch hier die Alkoholreaktion zu erhalten. Das übrige Destillat kann man zur Bestimmung des spec. Gewichtes benutzen, was freilich bei so kleinen Mengen nicht bloss eine sehr feine Wage, sondern auch viel Geschicklichkeit erfordert, und daher wohl oft wird unterbleiben müssen. Hierauf giesst man einen Theil der Flüssigkeit in ein Schälchen von Metall oder Porzellan und versucht dieselbe mittelst eines brennenden Fidibus anzuzünden. Gelingt dies noch nicht, so erwärmt man das Schälchen durch eine Spirituslampe, wobei der im Wasser enthaltene Alkohol zuerst verdampft, und durch den brennenden Fidibus entzündet wird. Einen Theil des Destillates kann man zu den Acten geben, und hat man noch eine etwas grössere Menge übrig, so kann man noch folgende Proben machen. Man verschliesst den Hals eines kleinen Glastrichters mit einem lose hineingesteckten Glasstäbchen, schüttet dann in den Trichter etwas Platinmohr, den man mit wenigen Tropfen destillirten Wassers befeuchtet, und lässt hierauf die alkoholhaltige Flüssigkeit mittelst eines damit benetzten Baumwollenfadens, der als Heber dient, in einem ganz langsamen Strome auf den Platinmohr fliessen. Es tröpfelt dann eine sauer reagirende Flüssigkeit aus dem Trichter ab, welche man mit einigen Tropfen sehr stark verdünnter Kalilauge vorsichtig neutralisirt, und im Wasserbade zur vollständigen Trockne eindampft. Einen Theil des Rückstandes kann man nun zu einer Probe stark verdünnten Eisenchlorids setzen, um die gewöhnliche Reaktion der essigsauren Salze zu erhalten, einen andern kann man mit einer sehr kleinen Menge von arseniger Säure verreiben und in einem kleinen Probirgläschen erhitzen, wobei der characteristische starke Geruch des Kakodyloxyds auftritt. Diese beiden letzten Proben erfordern jedoch schon etwas grössere Mengen von gebildeter Essigsäure zu ihrem Gelingen, für gewöhnlich reicht man mit der Probe mit Platinmohr, zu welcher man allenfalls noch die Reaktion mit Chromsäure und die Prüfung der Brennbarkeit hinzufügen kann, vollkommen aus.

Das im Obigen ausführlich beschriebene Verfahren, den Weingeist durch Platinmohr nachzuweisen, besitzt den Vorzug, dass man nicht erst nöthig hat, eine oder zwei zeitraubende Destillationen auszuführen, sondern schon in $^1/_4$ — $^1/_2$ Stunde entscheiden kann, ob Weingeist vorhanden ist oder nicht, und nur dann die Destillation fortzusetzen hat, wenn man die Gegenwart des Weingeistes noch durch andere Proben erweisen will. Dabei ist die Probe mit Platinmohr sehr sicher, denn ausser dem Aether und dem Holzgeiste, welche sich bis jetzt nur durch den Geruch von dem Weingeiste unterscheiden lassen, ist noch kein Körper bekannt, welcher zu Verwechslungen Anlass geben könnte. Auch die bei der Fäulniss gebildeten Produkte sind ganz ohne Einfluss auf die Reaktion.

§. 48. Ausmittelung des Strychnins.

Das Strychnin ist in den Krähenaugen, in der Ignatiusbohne, in der falschen Angusturarinde etc., meist mit Brucin vermischt, enthalten und werden beide Basen nachgewiesen, so ist eine Vergiftung mit diesen Pflanzentheilen nicht unwahrscheinlich. Es sind aber auch Vergiftungsfälle mit reinem Strychnin oder dessen Salzen vorgekommen, so dass also auf die Ausmittelung dieser Stoffe ein besonderer Werth zu legen ist.

Strychnin ist entweder ein weisses körniges Pulver, oder es bildet kleine, zugespitzte, vierseitige Prismen. Es schmeckt sehr bitter, reagirt alkalisch, löst sich nicht in absolutem Alkohol, in Wasser und Aether nur schwer, in Weingeist von 0,889 zu 5 proc. seines Gewichts, und mehr noch in warmen, flüchtigen Oelen, aus denen es beim Erkalten theilweise herauskrystallisirt.

Concentrirte Schwefelsäure löst das Strychnin ohne besondere Erscheinung. Reibt man es aber mit Bleihyperoxyd zusammen, und lässt einige Tropfen Schwefelsäure hinzufallen, so färbt sich die Flüssigkeit blau. Diese Färbung wird in Violett, Roth und endlich zeisiggelb besonders schön erhalten, wenn man das Gemenge vor dem Zusatze der Schwefelsäure mit ein Wenig Salpetersäure durchrührt.

Versetzt man die Lösung des Strychnins in concentrirter Schwefelsäure nur mit einem Tropfen doppelt chromsauren Kali's, so entsteht gleichfalls eine tiefblaue, bald rothwerdende Färbung. Diese sehr schöne Reaktion verliert durch Morphin, Chinin, Säuren, z. B. Salpetersäure, organische Säuren, Salpeter, Kochsalz und Zucker an Schärfe.

Ueberschüssige Salpetersäure färbt nach 24 Stunden das Strychnin pistaziengrün, aus der Flüssigkeit scheidet sich ein schwefelgelbes Pulver ab, und bei fortgesetzter Einwirkung der Salpetersäure bildet sich Oxalsäure.

Die sehr bittern Auflösungen werden durch Aetz- und kohlensaures Kali, durch Gallustinktur weiss, durch Platinlösung, Aetzsublimat, Jodkalium und Schwefelcyankalium krystallinisch gefällt, durch doppelt kohlensaures Kali und Jodsäure nicht verändert. Wenn man den Pol einer galvanischen Batterie mit einer Platinplatte, auf welcher eine eingedampfte wässrige Lösung von $^1/_{10000}$ bis $^1/_{20000}$ Gr. Strychnin befindlich ist, und die man dann mit etwas concentrirter Schwefelsäure befeuchtet hat, in Verbindung bringt, während man den Pol an die Säure leitet, so zeigt sich augenblicklich die violette Färbung.

Das salpetersaure Strychnin bildet zarte, farb- und geruchlose, seidenglänzende, sich in Wasser und Weingeist, aber nicht in Aether lösende Nadeln. Die sehr bittere Auflösung wird durch concentrirte Schwefelsäure bräunlich gelb. Wird das trockne Salz bis zum Siedepunkt erhitzt, so färbt es sich ebenfalls gelb. Eine Auflösung dieses Salzes mit Salpetersäure in Ueberschuss versetzt und gelinde erwärmt, wird grünlich gelb. Diese Auflösuug erleidet auf Zusatz von einigen Tropfen salzsauren Zinnoxyduls keine Veränderung. War dem salpetersauren Strychnin Brucin beigemengt, so wird die Auflösung beim Erwärmen mit Salpetersäure roth, und wenn dann Zinnchlorür zugesetzt wird, violett.

Das essigsaure Strychnin, welches weisse, seidenglänzende, in Wasser und Weingeist leicht lösliche Nadeln bildet, wird durch die charakteristischen Reaktionen auf Strychnin und an den sich entwickelnden Essigsäuredämpfen beim Erwärmen mit etwas verdünnter Schwefelsäure erkannt.

Vermuthet man eine Strychninvergiftung, so bringt man etwas von der verdächtigen Substanz einem Frosche in den Mund. Heftige Streckkrämpfe dieses Thiers bestärken die Vermuthung.

Aus einem Gemische von organischen Substanzen wird das Strychnin in folgender Weise nach Duflos ermittelt.

Hat man es mit einem sehr verdünnten Gemische zu thun, so dampft man im Wasserbade ein und zieht den Rückstand mit Weingeist von 80 proc. aus. Diesen mit einigen Tropfen Salzsäure angesäuerten Auszug verdunstet man abermals. Den mit etwas wenigem Wasser aufgenommenen Rückstand versetzt man bis zum Verschwinden aller sauren Reaction mit einer kalt bereiteten gesättigten Lösung von kohlensaurem Kali, filtrirt dann in ein verschliessbares Glas, und setzt

Aetzammoniak in geringem Ueberschusse zu. Die Mischung lässt man 24 Stunden wohl verschlossen und ruhig stehen. War Strychnin vorhanden, so bildet sich bei der letzten Behandlung ein Niederschlag von mikroskopischen, nadelförmigen Krystallen, welche entweder Strychnin oder Brucin sein müssen, sobald nichts Anorganisches vorhanden war. Man trennt den Niederschlag von der ammoniakalischen Flüssigkeit mit aller Vorsicht, löst ihn dann in etwas wenigem, mit Salzsäure angesäuertem Wasser auf, und prüft ihn mit den oben verzeichneten Reagentien auf Strychnin.

Etwa vorhandenes Brucin, welches aus glänzenden, weissen, zarten Nadeln, oder aus kleinen, körnigen, undeutlichen, geruchlosen, sehr bittern, in Wasser und Weingeist löslichen, in Aether unlöslichen Krystallen besteht, erzeugt mit Gallustinktur und Platinchloridlösung Niederschläge. Concentrirte Salpetersäure färbt die Brucinlösung sogleich intensiv braunroth; Zinnchlorid bewirkt eine Entfärbung, oder macht das Gemisch violett, besonders dann, wenn zu viel Säure angewandt, oder die Flüssigkeit vor dem Zusatz erwärmt wurde. Bleihyperoxyd und verdünnte Schwefelsäure zersetzen beim Kochen das Brucin ohne besondere Erscheinungen. Verdünnte Säuren bilden mit dem Brucin in Wasser lösliche Salze.

§. 49. Ausmittelung der Belladonna, des Bilsenkrauts und des Stechapfels.

Diese drei genannten Pflanzen enthalten zwar auch Alkaloide, das Atropin, Hyoscyamin (vielleicht eine Modifikation des Atropins) und Daturin, allein die chemische Ermittelung dieser Basen aus grösseren Mengen von Pflanzentheilen ist noch unsicher, und sie wird in den meisten Fällen bei Vergiftungen mit denselben unmöglich sein, weil schon kleine Gaben hinreichen, um einen Menschen zu tödten.

Alle drei Pflanzen erweitern, wenn eine wässrige Lösung auf die Bindehaut der Augen von (Säuge-) Thieren gebracht worden, die Pupille, und so könnte man jene Lösung benutzen, um einen Wahrscheinlichkeitsschluss auf die Vergiftung mit den in Rede stehenden Stoffen zu ziehen.

§. 50. Ausmittelung des Tabaks und des Nikotins.

Nikotin ist das Alkaloid des Tabaks. Es ist im reinen Zustande flüssig, durchsichtig, farblos, hat einen scharfen, unangenehmen Geruch und Geschmack, zersetzt sich an der Luft, indem es sich dunkel färbt. Es mischt sich mit Wasser, Weingeist und Aether in jedem Verhältnisse. Concentrirte Säuren zersetzen das Nikotin, verdünnte Säuren werden durch dasselbe neutralisirt und erzeugen krystallisirbare, in Wasser und Weingeist lösliche, sehr giftige Salze, welche einen brennenden Geschmack besitzen, und wie das reine Nikotin durch Quecksilberchlorid und Platinchlorid gefällt werden.

Nach Orfila wird Nikotin in folgender Weise nachgewiesen. Man digerire die verdächtige Masse mit 200 Grammen Wasser einige Stunden lang. Nachdem dem Wasser bis zur sauren Reaktion Oxalsäurelösung zugesetzt, filtrirt man die Flüssigkeit und dampft im Wasserbade ab. Nach dem Verdampfen auf $^1/_3$ bis $^1/_4$ wird wieder filtrirt, dann setzt man dem Filtrat reine Soda zu, destillirt die Flüssigkeit in eine erkaltete Vorlage, um das Ammoniak und das Wasser zu entfernen, und Nikotin bleibt zurück, welches man mit Aether aufnimmt. Der Aether wird verdunstet und so das Alkaloid für sich erhalten.

§. 51. Ausmittelung des rothen Fingerhuts.

Der wirksame Bestandtheil des Fingerhuts ist das Digitalin, ein weisser, geruchloser, schwer krystallisirbarer, sehr bitterer, in kaltem und warmem Wasser und in Aether schwer, in weingeisthaltigem Aether und Alkohol leicht löslicher Körper, der von concentrirter Salzsäure sehr schnell mit gelblicher Farbe gelöst wird, welche Auflösung alsbald eine smaragdgrüne, dann dunkelgrüne Färbung annimmt, wobei sich eine, in Gestalt grüner Flecken oben aufschwimmende, später schwarzgrün werdende Masse ausscheidet, und dabei eine grüngelbliche Flüssigkeit zurückbleibt.

§. 52. Ausmittelung des Colchicins.

Hierzu zog Wittstock den Mageninhalt mit Alkohol und einigen Tropfen Salzsäure aus, verdunstete den Auszug bei 30° C. bis zur Consistenz eines dünnen Syrups, behandelte den Rückstand mit Wasser, filtrirte die Lösung von dem reichlich abgesonderten Fette und verdampfte dann wiederum zur Syrupsconsistenz. Der Rückstand wurde nun in Wasser gelöst, Magnesia usta zugesetzt, um das Colchicin frei zu machen, und dies dann durch Schütteln mit Aether ausgezogen. Beim Verdunsten der Aetherlösung blieb ein bitterer Rückstand, dessen Lösung in angesäuertem Wasser durch Gerbestoff weiss, durch Platinchlorid gelb, und durch Jodtinktur kermesbraun gefärbt wurde.

Diese Reaktionen können die Anwesenheit des Colchicins zwar sehr wahrscheinlich machen, aber nicht beweisen; die meisten Alkaloide verhalten sich gleich. Für Colchicin ist die charakteristische Reaktion die, dass es concentrirte Salpetersäure violett färbt. —

§. 53. Ausmittelung der scharfen Gifte.

Der chemische Nachweis derselben ist mit grossen Schwierigkeiten verbunden. Nur die Erkennung der Canthariden nach Pommet sei hier in Kürze erwähnt.

Sie besteht darin, dass man die Eingeweide des vergifteten Individuums trocknet, in Stücke zerschneidet und diese in der Sonne zwischen zwei Gläsern untersucht. Es zeigt sich nämlich sogleich ein glänzender, smaragdgrüner oder goldgelber Punkt, der deutlich von dem matten Grunde der umgebenden Theile getrennt ist und gegen die immer dunklere Färbung der Umgebung absticht; um dieselbe bemerkt man nach und nach zahlreiche Flitterchen von denselben Eigenschaften.

C. Die Prognose der Vergiftungen.

---

§. 54. Was ist eine lebensgefährliche Substanz?

In dem §. 304. des preussischen und §. 228 des hannöverschen Strafgesetzbuches ist von lebensgefährlichen Substanzen die Rede. Was unter einer solchen Substanz verstanden werden solle, geben die angeführten Strafgesetzbücher nicht an. Der Richter wird aber die Frage stellen müssen, ob in einem gegebenen Falle eine Substanz als eine lebensgefährliche anzusehen sei, und er wird dabei den Arzt zu Rathe ziehen. Sollte der Richter keine nähere Definition einer „lebensgefährlichen Substanz“ geben, so würde der Arzt auf jene Frage gar nicht antworten können, da dieser lebensgefährliche Substanzen an sich nicht kennt. Es müssen also nähere Bestimmungen zugefügt werden.

Das Bayerische Strafgesetzbuch spricht in Art. 148 des ersten Theils von „einem Gift, in einer, dem Menschen lebensgefährlichen Quantität.“ Hierdurch erhält der Begriff schon eine schärfere Umgrenzung; aber es wird irrthümlich vorausgesetzt, dass die Lebensgefahr von der Quantität des beigebrachten Stoffes allein abhange. Dies ist keineswegs der Fall, obgleich nicht geleugnet werden kann, dass die Quantität des beigebrachten Stoffes ein Hauptmoment bei Beurtheilung der Frage bildet, ob eine Substanz lebensgefährlich sei. Verschiedene, eine grössere oder geringere Gefahr bedingende Umstände sind schon oben in §. 4 besprochen worden, und werde ich im folgenden §. noch Einiges hinzufügen.

Das Urtheil, ob eine Substanz eine lebensgefährliche sei, ist ein prognostisches. Wie unsicher die ärztlichen Prognosen sind, ist allgemein bekannt.

In einer misslichen Lage befindet sich aber der Gerichtsarzt, wenn er dem Richter die Frage beantworten soll, ob eine Substanz als eine „lebensgefährliche" anzusehen sei. Abgesehen von verschiedenen andern, in der Sache selbst gelegenen, im nächsten §. zu besprechenden Schwierigkeiten, ist der Begriff „lebensgefährlich" selbst sehr schwankend und schwer festzustellen. —

Es gibt zunächst keinen Stoff, dessen Beibringung dem Menschen unter allen Umständen Lebensgefahr verursacht. Opium in kleinen Gaben gefährdet das Leben gar nicht, und beim Tetanus soll es nach den Angaben mehrerer Schriftsteller sogar in enormen Dosen sehr nützlich und keineswegs gefährlich sein. Lebensgefährliche Stoffe an sich gibt es also durchaus nicht. Ich verweise auf das, was in dieser Beziehung oben in §. 9 unter No. 12, 12a und 14 etc. auseinandergesetzt wurde, und nehme an, dass der Richter immer die oben speciell angegebenen Fragen, und namentlich die stelle, ob der beigebrachte Stoff in der bestimmten Gabe und Form und unter den äussern und innern Verhältnissen des Beschädigten geeignet sei die Gesundheit zu zerstören und unter diesen Bedingungen als lebensgefährlich angesehen werden müsse? —

Aber auch diese Frage beseitigt noch lange nicht alle Schwierigkeiten, wenn der Richter nicht angibt, welchen Begriff er mit dem Ausdrucke „lebensgefährlich" verbindet.

Lebensgefährlich wirkt diejenige Substanz wenigstens, welche unter den gegebenen Umständen immer, oder in den meisten Fällen den Tod verursacht. Dieses lässt sich wissenschaftlich nur durch eine genaue Statistik feststellen. Es müsste ferner untersucht werden, ob dieser tödtliche Erfolg durch eine ärztliche Behandlung mit mehr oder weniger Schwierigkeiten abgewandt werden könne. Ständen uns Mittel zu Gebote die lebensgefährliche Wirkung eines Stoffes mit Sicherheit zu beseitigen, so würde derselbe kein lebensgefährlicher mehr sein. Diese hier als nothwendig erkannten Bedingungen zur streng wissenschaftlichen Beantwortung der Frage, ob eine Substanz unter gegebenen Umständen lebensgefährlich wirke, sind nur in sehr wenigen Fällen zu erfüllen, und da uns eine genaue Statistik fehlt, so muss das Gutachten des Arztes fast immer auf einer ungefähren Schätzung beruhen. Der Richter hat also auch dann, (und das wäre für den Arzt die günstigste Stellung der Frage) wenn er unter lebensgefährlicher Substanz eine solche versteht, die immer oder in den meisten Fällen den Tod verursacht, nur in seltenen Fällen vom Arzte eine zweifellose Antwort zu erwarten, und zwar mehr eine solche, die auf subjektivem Gefühle und individueller Schätzung, als auf genauer Statistik sich stützt. Gerade hierin beruht es, dass die Gutachten mehrerer Aerzte, oder die vom Richter eingeholten Superarbitrien gewöhnlich auseinandergehen.

Bei dem Mangel einer ausreichenden erfahrungsgemässen Grundlage für das gerichtsärztliche Urtheil legen dann die Superarbitrien statt der Gründe ihre höhere Autorität in die Wagschaale, und diese Autorität muss dem Richter gegenüber um so mehr ziehen, mit je grösserer Zuversicht und je entschiedener sie dem Untergutachten gegenüber (wie es gewöhnlich geschieht) geltend gemacht worden ist.

Ich habe oben in den §. 10 bis 29, da, wo es eben thunlich war, gewisse Gaben der Gifte zu bestimmen versucht, welche wir als tödtliche ansehen können. Es wird dem Leser nicht entgangen sein, dass diese Gaben ausserordentlich schwanken, zum Beweise, wie wenig Sicherheit hier obwaltet. Es können Bedingungen eintreten, unter welchen die grösste Gabe von den angegebenen wirkungslos bleibt, und wieder andere, unter welchen die kleinste tödtet. — Absolut tödtliche Gaben gewisser Stoffe kennen wir nicht.

Wollten wir den Begriff: „lebensgefährliche Stoffe" als solche feststellen, die dem Menschen beigebracht, unter näher zu bezeichnenden Umständen entweder immer, oder in den meisten Fällen den Tod hervorbringen, so würden wir der Definition allerdings die beste, am meisten wissenschaftliche, erfahrungsgemässe, und durch eine zukünftige genaue Statistik näher auszufüllende Fassung geben; allein, wir würden uns weder dem ärztlichen noch dem gemeinen Sprachgebrauche anschliessen. Auf diesen lege ich deshalb einigen Werth, obwohl er meist ungenau und doppelsinnig ist, weil man bei Auslegung dunkler Gesetzesstellen auf ihn rekurrirt.

Zur weitern Verständigung gebe ich folgende Beispiele.

Man nennt den Typhus und die Lungenentzündung gefährliche Krankheiten, eine einfache Perforation der Brustwandung eine gefährliche Verletzung, obgleich sowohl diese, als auch jene Krankheiten, sofern sie nicht durch unverständige Behandlung tödtlich gemacht werden, in den meisten Fällen ihren Ausgang in Gesundheit nehmen, also den Tod weder zur gewissen, noch zur wahrscheinlichen Folge haben. —

Definiren wir also einen lebensgefährlichen Stoff als einen solchen, dessen Beibringung den Tod zur wahrscheinlichen (wahrscheinlich ist das, was unter gegebenen Bedingungen in den meisten Fällen eintritt) Folge hat, so würde diese Definition dem gewöhnlichen Sprachgebrauche gegenüber zu enge sein.

Man könnte nun versucht sein die Definition dahin umzuändern, dass man unter lebensgefährlicher Substanz eine solche verstehe, deren Beibringung unter näher zu bezeichnenden Umständen den Tod zur möglichen Folge habe. Dadurch bekömmt der Begriff keinesweges eine festere Begründung, da der Begriff des Möglichen oder Unmöglichen selbst so unsicher und vage, ja in mancher Hinsicht ein so wenig empirischer ist, dass wir mit demselben gar nichts anfangen können. Möglich ist nämlich auch Vieles, was noch nicht beobachtet, vielleicht noch nie wirklich gewesen ist. Um die Möglichkeit zu demonstriren, müssen wir alle Bedingungen kennen, die, wenn sie vorhanden, ein Phänomen eintreten lassen, und um die Unmöglickeit zu beweisen, müssen alle Bedingungen bekannt sein, welche den Eintritt einer Erscheinung hindern, und für immer hindern werden. Unmöglich ist das, was den Naturgesetzen widerspricht. Bei unserer höchst unvollkommenen Erkenntniss der Naturgesetze werden wir sehr Vieles für möglich halten, was unmöglich ist, und umgekehrt. Es lässt sich nachweisen, dass bedeutende Naturforscher, Gelehrte erster Grösse, Manches für unmöglich gehalten haben, wovon bald nachher die Wirklichkeit nachgewiesen wurde.

Namentlich im Bereiche des organischen Geschehens sind unsere Kenntnisse so unzureichend, dass wir fast von vorn herein Alles, was nicht gerade absurd klingt, für möglich halten können.

Wer aus diesen allgemeinen Deduktionen nicht zu entnehmen vermag, wie misslich es ist, unter lebensgefährlicher Substanz diejenige zu verstehen, deren Beibringung den Tod zur möglichen Folge haben kann, der suche sich die Sache durch folgende Beispiele klar zu machen.

Einem gesunden Erwachsenen $^1/_{12}$ Gran salzsaures Morphium beizubringen scheint nicht gefährlich. Es würde also Morphium in dieser Gabe einem Erwachsenen keine lebensgefährliche Substanz sein. Dies nehmen die Aerzte, dies nimmt der gemeine Sprachgebrauch allgemein an. Und doch ist ein Beispiel bekannt, in welchem $^1/_{32}$ Gr. salzsaures Morphium eine erwachsene, gesunde Frau getödtet haben soll. Eine Gabe von $^1/_{32}$ Gr. Morphium würde also eine, für einen

Erwachsenen gefährliche Substanz sein, da sie den Tod zur möglichen Folge haben kann. Jedermann kennt die Idiosynkrasieen, das sind Lebenszustände, bei welchen eine aussergewönliche Empfänglichkeit gegen gewisse Einflüsse besteht und wobei sehr kleine Gaben gewisser Stoffe tödtlich wirken, und umgekehrt. — Alle diese Zustände müssen mit berücksichtigt werden, wenn es sich um die Möglichkeit handelt, ob die Beibringung eines Stoffs den Tod hervorbringen könne. Zuweilen verursacht eine sehr kleine Gabe eines Stoffes den Tod. Ein Trunk kalten Wassers hat schon den Tod zur Folge gehabt.

Aber deshalb, weil es möglich ist, dass nach der Einverleibung eines gewissen Stoffes möglicher Weise der Tod eintreten kann, nennen wir einen Stoff nicht lebensgefährlich; ebensowenig, als wir eine Krankheit deshalb lebensgefährlich nennen, weil es möglich ist, dass durch sie der Tod eintreten könne, denn dann wären fast alle Stoffe, fast alle Krankheiten lebensgefährlich.

Eine solche Begriffsbestimmung widerspricht dem allgemeinen und dem wissenschaftlichen Sprachgebrauche gleich sehr. Sie ist viel zu weit.

Lebensgefährliche Stoffe sind also diejenigen nicht alle, deren Beibringung den Tod zur möglichen Folge hat. Ist aber der Tod die wahrscheinliche Folge der Beibringung eines Stoffes, d. h. bringt er in den meisten Fällen den Tod hervor, so nennen wir jenen, unter näher zu bezeichnenden Umständen, lebensgefährlich. Die Lebensgefahr schwankt also zwischen einem Minimum und einem Maximum der ungünstigen Fälle. Dieses wird durch die Mehrzahl der Fälle bestimmt, jenes ist nicht festzustellen, und der Richter hat es dem Arzte festzusetzen, wenn er die Frage nach der Lebensgefährlichkeit stellt. Er hat dem Arzte zu bestimmen, ob die Beibringung eines Stoffes unter genau zu bezeichnenden Umständen mit 10, 20, 30, 40, oder 50 Procent Sterblichkeit verbunden sein müsse, um denselben lebensgefährlich zu nennen. Der Arzt wird dann aufgefordert mit wissenschaftlicher Schärfe zu Werke zu gehen. Bedient sich der Richter des Ausdrucks „lebensgefährliche Stoffe“ ohne nähere Definition, so hat er vom Arzte eine unbestimmte Antwort zu erwarten; denn der Begriff „lebensgefährlich“ ist ein sehr schwankender und ungenauer, der bisher jeder genauen Begrenzung entbehrte. — Dies ist für den praktischen Arzt am Krankenbette von gar keinem Belange, er stellt gewöhnlich die Prognose nur nach seinem individuellen Gefühle. Die ärztlichen Prognosen dürfen meistens nur auf den Rang von Muthmaassungen Anspruch machen. Steht der Arzt aber vor Gericht, wird er in

Fällen, wo es sich um Leben und Tod, um Freiheit oder Ehre des Mitmenschen handelt, vom Richter consultirt, so hat für den Arzt das Unbestimmte der Begriffe, in welchen er mit dem Richter verhandelt, viel Peinliches. Wenigstens ergeht es mir so. Freilich weiss ich, dass es eine Gattung von Gerichtsärzten gibt, deren Gewissen sehr weit und elastisch ist, die nicht nach stringenten Beweisen trachten, ein solches Streben sogar verketzern, da ihre Infallibilität und Eitelkeit darunter leiden; allein, solche Menschen, die mit dem Leben und der Ehre Anderer spielen, verdienen keine Beachtung.

Das Vorstehende soll nicht ein Versuch sein, den im Gesetzbuche stehenden Begriff „lebensgefährlichen Stoff“ zu definiren, oder auszulegen. Das ist Sache des Richters. Meine Absicht war nur, dem Richter bei seiner Begriffsbestimmung den Weg der Induktion zu zeigen, der in Erfahrungswissenschaften, wie die Medicin, der allein richtige und zur wirklichen Verständigung zwischen Arzt und Richter führende ist. Will dieser eine richtige und genaue Antwort auf seine Frage, so muss er richtig und genau fragen; er hat dem Arzte den Sinn der im Gesetzbuche oder in der richterlichen Frage enthaltenen Begriffe genau und scharf auseinander zu setzen. Untüchtige Richter werden diese Forderung wenn nicht neu, so doch sehr lästig finden; sie wird den, als Praktiker sich brüstenden Gerichtsärzten, die sich nicht wenig darauf dünken ein Stück Richter zu spielen, sehr unpraktisch erscheinen.

§. 55. Prognose der Vergiftungen.

Der zu erwartende gute oder böse Ausgang der Vergiftungen in Gesundheit, kürzere oder längere Zeit dauerndes Siechthum, Configurationsstörungen oder sogar in den Tod hängt ab:

1) von der Beschaffenheit und der Menge des zur Wirkung gelangten Giftes. Die organischen Alkaloide, z. B. das Morphium, das Coniin, das Strychnin, Atropin, einige indifferente Stoffe, z. B. Digitalin, das Colchicin etc., die Blausäure, das Cyankalium u. s. w. wirken sehr heftig, meist auch sehr nachhaltig, und es ist schon Schlimmes zu fürchten, wenn auch für den ersten Augenblick die Störungen noch nicht sehr bedeutend zu sein scheinen. Umgekehrt entfalten Aether und Chloroform sehr rasch eine starke, viele Funktionen lähmende Wirkung, die bald gut und spurlos vorübergehen kann, wenn sie auch einen hohen Grad erreicht hat. Andere Mittel, z. B. Quecksilber und Blei bringen, besonders wenn sie lange einwirkten, langwieriges Siechthum hervor.

Die Menge des angewandten Giftes kommt vor allen Dingen in Betracht. Je geringer die Gabe, desto günstiger ist im Allgemeinen die Prognose. Haben aber kleine Gaben lange eingewirkt, so können entweder heftige Wirkungen plötzlich hervortreten, wie beim Strychnin, beim Blei, oder es kann eine gänzliche Untergrabung der Gesundheit folgen.

2) Die grössere oder geringere Concentration des eingenommenen Giftes influencirt sehr auf die Prognose. Unten, bei der Behandlung der Schwefelsäure- und Ammoniak-Vergiftungen, werde ich Beispiele davon beibringen. Die Wirkung der ätzenden Säuren und Alkalien steigt mit der Concentration fast in geometrischem Verhältnisse.

3) Die Stärke der Wirkung eines Giftes richtet sich nach den Stoffen, welche vor, mit und nach dem Gifte eingeführt wurden. War z. B. Emulsin im Magen, so wirkt das eingeführte Amygdalin sehr schädlich; werden gleichzeitig oder nach den eingenommenen Stoffen Substanzen gegeben, die jene in unlösliche oder unschädliche Verbindungen umsetzen, so ist die Gefahr geringer, als wenn der giftige Stoff allein wirkt. Wurde gleich oder einige Zeit nachher ein Stoff gegeben, durch welchen die Wirkung des zuerst genommenen Stoffes potenzirt wird, so steigt die Gefahr. Eine geringe Dosis Opium z. B. kann tödtlich wirken, wenn Colchicum vorher gewirkt hatte.

4) Die Applikationsstelle des Giftes ist von Wichtigkeit. Im Allgemeinen ist die Prognose schlimmer, wenn das Gift durch die Lunge, als wenn es durch die Verdauungsorgane, weniger schlimm, wenn es durch den Mastdarm eingedrungen ist. —

5) Die Prognose richtet sich

a. nach dem Alter,
b. „ „ Geschlecht,
c. „ der Constitution,
d. „ dem Temperamente,
e. „ „ Ernährungszustande,
f. „ den Gewohnheiten und Idiosynkrasieen
g. „ etwa bestehenden Krankheiten des vergifteten Menschen.

Bei Kindern und Greisen, bei Weibern, bei schwächlichen, sanguinischen, schlecht genährten, nicht an den Genuss der einwirkenden Stoffe gewöhnten Menschen ist die Prognose schlimmer als umgekehrt; doch gibt es viele Ausnahmen von dieser Regel.

6) Die stattgehabte Behandlung influenzirt sehr auf die Prognose. Je ruhiger jene geleitet wurde, desto besser diese. Wer da meint sofort mit einem Mittel wechseln zu müssen, wenn es nicht alsbald den erwünschten Erfolg zeigt, vielleicht zu einer Zeit, in welcher das angewandte Mittel noch nicht zur Wirkung gelangen konnte, wer da glaubt Mittel auf Mittel geben zu müssen, ohne den Erfolg des ersten verständig abzuwarten, der wird jedenfalls viele Todesfälle erhalten.

7) Nehmen die heftigen Erscheinungen allmählich ab, so darf die Prognose günstiger gestellt werden, als umgekehrt.

Diese wenigen allgemeinen Bemerkungen über die Prognose der Vergiftungen mögen hinreichen. Es würde nun noch erübrigen, die Prognose der Vergiftungen durch einzelne Gifte abzuhandeln. Es wären dann die angegebenen allgemeinen Regeln speciell anzuwenden. Eine weitere Ausführung derselben halte ich nicht für nöthig, da jeder individuelle Fall so viele Verschiedenheiten bietet, dass ihre Berücksichtigung die, diesem kleinen Werkchen gesteckten Grenzen weit überschreiten würde. —

D. Behandlung.

I. *Allgemeine Grundsätze.*

Die Behandlung der Vergiftungen ist sehr verschieden je nachdem

1) das Gift erst vor kurzer Zeit an oder in den Körper gelangt ist, ohne auffallende örtliche oder allgemeine Erscheinungen hervorgerufen zu haben, oder

2) schon lokale, oder

3) schon allgemeine Erscheinungen bewirkt hat. —

In allen Fällen ist es die Aufgabe des Arztes, das etwa noch vorhandene Gift so schleunig wie möglich zu entfernen, oder dasselbe in unlösliche, dem Körper unschädliche Verbindungen umzuwandeln.

Findet man es in Körpertheilen, welche, wie die Haut, die Mund- und Nasenhöhle, die Bindehaut des Auges, die weibliche Scheide, der Mastdarm, dem Auge oder dem Finger oder den Instrumenten des Arztes leicht zugänglich sind, so ist die Beseitigung des Giftes durch Abwischen, Abspülen, Neutralisiren etc. möglich und in den meisten

Fällen thunlich. Drang die giftige Substanz dagegen in den Magen ein, so ist zu erwarten, dass ihre Wirkung durch Resorption sich in kurzer Zeit weiter verbreiten werde. Wir kennen aber ein wichtiges Instrument, nämlich die Magenpumpe, mit welchem dennoch Hülfe geschafft und der Mageninhalt recht bald herausbefördert werden kann. Sie ist in vielen Fällen den Brechmitteln vorzuziehen, durch welche ein ähnlicher Zweck erreicht wird. Diese haben jedoch den Nachtheil, dass sie den Magen zu sehr reizen, somit schon vorhandene Entzündung und Verschwärung in Gefahr drohender Weise vermehren, oder dass sie nach bewirkter Lähmung des Magens, z. B. durch Opium, wirkungslos werden. Die Anwendung der Magenpumpe hat indessen auch mancherlei Nachtheile: sie lässt sich oft schlecht einführen, entfernt den Mageninhalt nur unvollständig, und kann, wenn heftig corrodirende Gifte, wie Kali, Salpetersäure u. s. w. die Magenwandungen zum Theil zerstört haben, zur Zerreissung der Magenwandungen Veranlassung geben. Einige Schriftsteller, z. B. Falck, sind der Meinung, man könne durch Einreibung von Krotonöl auf die Haut Abführen erregen, und so, ohne den Magen und Darmkanal zu reizen, das Gift durch Abführen ausführen. Einer solchen Ansicht muss ich entschieden entgegentreten, da sie total unrichtig ist. Ich habe mich seit 16 Jahren in vielen Hunderten von Fällen bei Erwachsenen und Kindern, ja ganz kleinen, halbjährigen Kindern, der Einreibungen des reinen Krotonöls als eines hautreizenden, ableitenden Mittels bedient, und nicht in einem einzigen Falle Abführen, oder vermehrte Stühle darnach eintreten sehen. Sollten andern Aerzten Fälle vorgekommen sein, in welchen n a c h Einreibung des Krotonöls Abführen sich einstellte, so bin ich der Meinung, dass das Krotonöl dasselbe nicht verursachte.

Um das angewandte Gift unwirksam zu machen, wendet man die sogenannten Antidota, die Gegengifte, an. Sie sind solche, welche entweder das Gift neutralisiren und in dem Körper unschädliche Verbindungen umwandeln, oder solche, die mit der giftigen Substanz unlösliche Verbindungen eingehen, oder dieselbe so verdünnen, dass die schädliche Wirkung aufgehoben wird, oder endlich eine, der des Giftes entgegengesetzte Wirkung entfalten. Es genügt hier einzelne Beispiele anzuführen, da bei den einzelnen Giften die speciellen Antidota aufgeführt werden sollen. Ich bemerke hier zuvörderst, dass sich die Gabe der anzuwendenden chemischen Antidota niemals genau, selbst nicht einmal annähernd angeben lässt, da sie sich nach der Menge des einverleibten Giftes richtet, und diese in jedem Falle möglichst sorgfältig zu ermitteln ist. Der Arzt wird aus der Arzneiwirkungslehre die Gaben kennen, und sich aus der Chemie der Aequivalente der einzelnen Stoffe erinnern.

Verschiedene Säuren verbinden sich mit den kohlensauren und reinen Alkalien und umgekehrt, so dass die Produkte unschädlich sind. Der Essig oder Citronensaft neutralisiren nicht allein das kohlensaure undAetz-Kali, sondern liefern auch Salze, das essigsaure und citronensaure Kali, welche sogar in grossen Dosen nicht nachtheilig wirken. Jedesmal muss die aus der Vereinigung der Substanzen hervorgehende Verbindung der Gesundheit unschädlich sein, und auch das Antidotum selbst darf, da es im Ueberschuss einwirken muss, um die geschaffte Wirkung zu erreichen, nie selbst gefährlich sein. Gegen Aetzalkalien wird Niemand Schwefelsäure und umgekehrt anwenden. Auch ist es unzweckmässig Stoffe als Gegengifte zu geben, welche nachtheilige Wirkungen durch den Akt der Verbindung selbst hervorbringen. Die Schwefelsäure z. B. entwickelt durch ihre Verbindung mit Alkalien viele Wärme. Gibt man also bei Schwefelsäurevergiftung Alkalien, wenn auch mit Wasser verdünnt, so kann die entstehende Wärme dem Magen sehr nachtheilig werden, und es müssen andere, einhüllende Stoffe, Eiweiss, Oel etc. zugleich gegeben werden. Arsenige Säure geht mit Eisenoxydhydrat und Magnesia eine unlösliche, dem Körper nicht schädliche Verbindung ein, die sich auch im fernern Verlaufe im Darmkanal nicht löst. Von vielen Mitteln kennen wir derartige Antidota nicht. Quecksilbersublimat z. B. geht zwar mit Eiweiss eine schwerlösliche, gleichzeitig aber auch eine leicht lösliche Verbindung ein. Erstere löst sich im Darme zum Theil wieder. Sehr viele Gifte geben mit andern Stoffen keine unlösliche Verbindung.

Wir kennen Stoffe die in gewissen Concentration nur giftig wirken. Das Aetzammoniak z. B. schadet schon in kleinen Gaben von 30 bis 40 Tropfen. Wird es aber mit vielem Wasser verdünnt, so kann es Drachmenweise ertragen werden.

Einige Mittel wirken, wenn zwar nicht chemisch, so doch organisch entgegengesetzt. Das Wasser z. B. entfaltet eine dem Blei gerade entgegengesetzte Wirkung; kalte Umschläge auf den Kopf wirken dem durch Blausäure und durch die Narkotica erzeugten Blutandrange entgegen. In Betreff dieser der Vergiftung organisch entgegengesetzt wirkenden Mittel herrschen ungemein viele Meinungsverschiedenheiten, welche hauptsächlich darin ihren Grund haben, dass die physiologische Wirkung der wenigsten Mittel bekannt ist. Fast überall figurirt in den Lehr- und Handbüchern der Arzneimitellehre sowohl, als auch der Toxikologieen das Opium als Antidotum gegen hochgradige Alkoholberauschung.*) Die Beobachtungen über die zuweilen günstige Wirkung des Opiums bei Delirium tremens, dem ein ganz anderer Process, als dem der Berauschung zu Grunde liegt, mögen zu einem solchen unmotivirten Antidotum Veranlassung gegeben haben. Es ist diese Empfehlung sogar sehr gefährlich. Man hat nicht selten Fälle beobachtet, in welchen eine verhältnissmässig nicht starke Gabe Opium die mit Alkahol Berauschten rasch tödtete. Pereira berichtet einen solchen Fall, und in der Literatur finden sich noch mehrere. Hierüber wundere ich mich gar nicht. Der Alkohol in sehr grossen Gaben tödtet, wie ich oben §. 23 gezeigt habe, durch Lungen- und Hirn-Apoplexie (durch Erstickung in Folge gehemmter Kohlensäureausscheidung durch die Lungen) und da Opium in derselben Weise tödtet, da dasselbe namentlich sehr bald eine Lähmung der Athmungsmuskeln verursacht, so ist leicht ersichtlich, welch' nachtheilige Wirkung das Opium bei Personen hervorbringt, welche in hohem Grade betrunken sind. Auch Strychnin tödtet durch Erstickung, die sogenannten scharfen Narcotica, wie Belladonna, Stechapfel u. s. w., ferner einige scharfe Mittel, z. B. die Zeitlose, tödten durch starke Blutüberfüllung und Lähmung des Gehirns, Zustände, welche durch Opium ebensowohl erzeugt, als auch vermehrt werden. Dass das Opium den Tod dabei beschleunigt, kann ich theils aus eigener Erfahrung, theils aus der Literatur, theils aus Versuchen an Thieren beweisen.

Man hat auch das Chloroform als ein Antidotum gegen die Strychninvergiftung vorgeschlagen, vermuthlich weil das Strychnin Krämpfe, Chloroform Lähmung macht. Eine solche Empfehlung scheint mir so oberflächlich und leichtsinnig, wie nur immer möglich. Zwar habe ich weder eigene Erfahrungen, noch Experimente darüber, ob das Chloroformiren bei Strychninvergiftungen gefährlich sei, oder nicht; allein, da Hyperämieen der Lungen und des Hirns in vielen Fällen von Strychnin- und Chloroformtod vorkamen, so halte ich mich verpflichtet zur Vorsicht zu mahnen. Daraus, dass Menschen oder Thiere, welche Strychnin bekommen hatten, durch Chloroformiren nicht starben, geht nicht unzweifelhaft hervor, dass Chloroform den Tod verhütet hat, es müsste zuerst bewiesen werden, dass Strychnin ganz sicher getödtet haben würde, wenn Chloroform nicht angewandt worden wäre.

Hat das Gift an der Applikationsstelle örtliche Krankheitsprocesse erzeugt, oder ist es schon in die Säftemasse eingedrungen, so dass

*) S. Jonathan Pereira's Handbuch der Heilmittellehre, übersetzt von R. Buchheim; Leipzig 1848. 2. Bd. S. 778.

nur allgemeine, sogenannte constitutionelle Erscheinungen hervortreten, oder aber, ist sogar dasjenige Organ ergriffen, dessen Erkranken, wie die Sektion anderer Fälle nachwies, zur Todesursache wird, so ist von der Anwendung der chemischen Antidota wenig Heils zu erwarten. Der Arzt hat dann zu untersuchen, welche von den vorhandenen Erscheinungen die dringendsten sind. Treten die lokalen am bedenklichsten hervor, entwickelte sich Entzündung, Anätzung oder sogar Durchbohrung der Applikationsstellen, so muss die schädliche Substanz so rasch wie möglich entfernt oder eingehüllt, und der Krankheitsvorgang beseitigt werden.

Wird aber schon eine bedenkliche Affection desjenigen Organs beobachtet, dessen Erkranken in andern Fällen zur Todesursache wurde, so muss alle Aufmerksamkeit diesem Theile zugewandt werden. In solchen Fällen ist das Gift zumeist theilweise auch schon durch Naturthätigkeit oder künstliche Beihülfe entfernt worden, und die Wegschaffung der Ueberreste ist von untergeordneter Bedeutung. Derartige Fälle sind immer die dringendsten und gefährlichsten, und es leuchtet ein, dass die genaue Kenntniss der in den Leichen der Vergifteten beobachteten pathologisch-anatomischen Veränderungen, welche auf vorhergegangene Krankheitsvorgänge schliessen lassen, von höchster Wichtigkeit ist. — Hat man es z. B. mit Menschen zu thun, welche durch Alkohol, oder Narcotica, oder durch Einathmung irrespirabler Gasarten in Erstickungsgefahr liegen und asphyktisch geworden sind, so hat man alle äussern Repsirationshindernisse zu entfernen: alle festanschliessenden Kleidungsstücke zu beseitigen, reine, frische Luft zuzuführen, die Brust, den Hals, den Kopf kalt zu waschen, zu begiessen, kalte Umschläge zu machen, ableitende Mittel: warme Fuss- und Handbäder, reizende Klystiere, Einreibungen von Senföl, Krotonöl, den elektromotorischen Apparat, allenfalls das Glüheisen, den Junod'schen Stiefel etc. anzuwenden, bis die Respiration und die Herzbewegungen, so wie auch das Bewusstsein, wieder freier werden. Ob die so sehr gerühmten örtlichen oder allgemeinen Blutentziehungen wirklich den gehofften guten Erfolg haben, darf mindestens bezweifelt werden.

Hat man die Vergifteten wieder zum Bewustsein gebracht, so wächst die Aussicht auf Lebenserhaltung sehr. Man fährt dann mit Anwendung der oben genannten Mittel, welche Besserung erzielten, fort, und vermeidet eine übergrosse Geschäftigkeit.

Die grösste Aufmerksamkeit ist darauf den Folgen der Vergiftung zuzuwenden. Zuweilen sind die Folgen der Vergiftung heilsam, insofern lange bestehende Krankheiten gründlich getilgt werden. Hiervon erlebte ich zwei Fälle. Ein Blödsinniger war an beiden Beinen vollständig gelähmt, die Arme waren in einem paretischen Zustande, und auf dem Rücken hatte er einen handflächengrossen tiefen Dekubitus. Der im höchsten Grade ausgebildete Blödsinn dauerte mehrere Jahre lang, die Paralyse und der Dekubitus widerstanden seit Monaten verschiedenen Heilversuchen. Durch die Unbedachtsamkeit des Wärters trank er eine frische Auflösung von beinahe 30 Gran Höllenstein. Der Kranke schien dem Tode nahe, erholte sich aber ohne Anwendung irgend eines Mittels in wenigen Wochen. Die Parese und Paralyse der Glieder und der Dekubitus heilten schnell, und das Bewusstsein wurde wieder frei. Dieser gute Zustand dauerte 2 Jahre lang fort, bis eine, schon lange bestehende Lungentuberkulose, die durch den Höllenstein sistirt zu sein schien, seinem Leben ein Ende machte.

Eine an den heftigsten Rheumatismen und an dem quälendsten Gesichtsschmerz leidende Dame nahm statt einer der von mir verschriebenen Pillen, deren jede $^2/_3$ Gran Extr. radicis aconiti alkoholicum (nach Schroff) enthielt, 2 Stück. Sie verlor am Gesicht, an der Zunge, an den Gliedern, kurz an allen Körpertheilen so vollständig das Gefühl, dass ich sie kneipen und stechen konnte, ohne dass sie auch nur das Geringste wahrgenommen hätte. Ihr Bewusstsein blieb ungetrübt. Uebrigens bestanden alle Erscheinungen einer hochgradigen Akonitvergiftung. Der Puls machte 42 Schläge. Die sehr geängstigte und nach Hülfe verlangende Dame wurde von mir beruhigt, bekam kein Mittel, weder ein inneres, noch ein äusseres, und ist seit Jahren von ihren furchtbaren Leiden verschont geblieben.

Nicht immer sind die Folgen der Vergiftung, wenn auch das Leben nicht endet, so günstig. Es können verschiedene Leiden: Entzündung und Vereiterung der durch das Gift getroffenen Gebilde, z. B. der Augen, des Magens, der Gedärme, Verengerung der Cardia, des Pylorus, der Speiseröhre, entstellende Narben u. s. w. zurückbleiben. Nach Quecksilber- und Bleivergiftungen haben wir es nicht selten noch mit länger dauerndem Speichelfluss, Merkurialzittern, allgemeiner Abmagerung und dergl. zu thun. Diese Zustände werden so behandelt, wie es unten bei den betreffenden Stoffen gelehrt werden soll. Um sich zu überzeugen, ob im Körper noch giftige Substanzen zurückgeblieben sind, untersucht man die Ausscheidungen nach den oben angeführten Methoden, und sucht sie durch Antreibung der bezüglichen Sekretionen aus dem Organismus zu entfernen.

II. *Behandlung der Vergiftungen durch bestimmte Gifte.*

§. 56. Behandlung der Schwefelsäurevergiftung.

Hierbei kommt sehr in Betracht, ob verdünnte oder sehr concentrirte Säure zur Einwirkung gelangte.

In jedem Falle ist an den, dem Auge oder den Instrumenten direkt zugänglichen Stellen die Säure mit sehr vielem Wasser abzuwaschen, da eine sehr verdünnte Säure keine erheblichen örtlichen Erscheinungen bedingt. Zur Beseitigung der letzten Spuren der Säure bringt man eine Auflösung von Soda in Wasser, oder wenn solche nicht bei der Hand ist, fein gepulverte Kreide oder Kalk auf die erreichbaren, mit der Schwefelsäure in Berührung gekommenen Stellen.

Ist eine verdünnte Säure, etwa die der preuss. Pharmakopoee, in den Magen gelangt, so muss man sofort 1 bis 2 und mehr Maass Wasser nachtrinken lassen. Hermbstädt berichtet, dass eine Unze Schwefelsäure mit 100 Unzen Wasser verdünnt ohne Nachtheil, und ohne die mindeste Zerstörung auf die Organe auszuüben, getrunken werden könne, wogegen eine Unze Schwefelsäure für sich, oder mit wenigem Wasser vermischt, immer tödtlich gewirkt habe. Hat man durch vieles Wasser die Schwefelsäure im Magen verdünnt, so befördert man durch Kitzeln des Rachens das Erbrechen, und lässt dann etwas Schleimiges, z. B. Salepschleim oder Milch nachtrinken. Auch ist es erlaubt, mit dem Wasser gebrannte Magnesia esslöffelweise, Kalkwasser, alle 10 Minuten ein Weinglas voll, oder einige Esslöffel voll Kreide zu geben.

Dies darf nicht so ohne Weiteres geschehen, wenn die Säure concentrirt eingewirkt hatte. Bekanntlich entsteht durch die Verbindung der Schwefelsäure mit Wasser oder mit Basen eine heftige, dem Magen nachtheilige Wärme. Um die Entstehung einer plötzlichen zu hohen Temperatur im Magen zu verhüten, lässt man mit etwas Wasser verdünntes Eiweiss, oder rohe Eier, oder eine Mischung von Eiweiss mit Wasser und gebrannter Magnesia oder von Oel mit Magnesia trinken. Das Trinken von Seifenwasser wird bei Schwefelsäurevergiftungen sehr empfohlen. —

Obgleich diese Behandlung der Schwefelsäurevergiftung rationell zu sein scheint und in der That eine bessere nicht existirt, so füge ich doch die Bemerkung von Orfila hinzu, dass die Aerzte sich nicht schmeicheln dürfen, durch Anwendung der genannten Mittel der durch Schwefelsäure bewirkten Zerstörung organischer Theile entgegenwirken zu können, es sei denn, dass, was nur sehr selten möglich ist, die Antidota sofort nach Einverleibung der Säuren gegeben würden. Aber auch in diesem Falle ist die Zerstörung der organischen Theile oft so plötzlich und so stark, dass jedes Mittel vergeblich ist. Durchbohrungen des Kehlkopfs, der Speiseröhre, des Magens etc. durch Schwefelsäure endeten immer tödtlich.

Nach der Neutralisation der Säure muss der Arzt bemüht sein die Folgezustände der Schwefelsäurevergiftung: Entzündung der Schling- und Verdauungswerkzeuge, zurückbleibende Vereiterung, Verengerung und anderweitige Lokalkrankheiten nach den bekannten Vorschriften der medicinischen und chirurgischen Therapie zu beseitigen.

§. 57. Behandlung der Salpetersäurevergiftung.

Sie geschieht fast in gleicher Weise, wie die Schwefelsäurevergiftung. Nur kann man dreister sofort eine Menge Wasser trinken und gleich darauf gebrannte Magnesia oder Kreide mit Wasser oder Seifenauflösung nehmen lassen. Es liegen in der Literatur Fälle vor, in welchen man durch Einnehmen von Oliven- oder Mandelöl Salpetersäurevergiftungen beseitigte. War die Menge der eingenommenen Salpetersäure nur geringe, ohne dass dadurch gefährliche Lokalerscheinungen eingetreten sind, so reichen die oben genannten einhüllenden, schleimigen Mittel schon hin, die bei fortdauernden entzündlichen Erscheinungen der afficirten Theile angewandt werden müssen. Hierbei sind besonders kalte Umschläge von Nutzen.

§. 58. Die Behandlung der Vergiftung durch Salzsäure und Königswasser

weicht von der Behandlung der Salpetersäure- und Schwefelsäure-Vergiftung nicht ab. —

§. 59. Behandlung der Vergiftung durch Oxalsäure, oxalsaures Kali und oxalsaures Ammoniak.

Hat man eine Vergiftung durch diese Substanzen zu behandeln, so vergegenwärtige man sich, dass die giftige Oxalsäure und deren lösliche Salze mit Kalkpräparaten, Kalkwasser, kohlensaurem Kalk (und Magnesia) unlösliche Verbindungen eingehen, dieselben also, so lange die Gifte in dem Magen enthalten sind, gegeben werden müssen; dass ferner diese eine Anätzung und Entzündung der Schlingwerkzeuge und des Verdauungskanals hervorbringen, gegen welche einhüllende und antiphlogistische Mittel in Anwendung zu ziehen .sind, und endlich in einzelnen Fällen von Vergiftung Hyperämieen des Gehirns, Rückenmarks und der Lungen erzeugt werden, welche man zweckmässig mit kalten Umschlägen, Begiessungen und Ableitungen behandelt.

Gegen letztere Zufälle, selbst wenn der Herzschlag sehr sinkt und Krämpfe eintreten, Kaffe, Rum, Campher, Opium, Chloroformeinathmungen anzuwenden, scheint mir nachtheilig zu sein, und ist auch ihr Nutzen in keinem einzigen Falle nachgewiesen.

§. 60. Behandlung der Blausäurevergiftung.

Die Blausäure ist so rasch wie möglich durch die Magenpumpe oder durch Kitzeln des Schlundes aus dem Magen zu schaffen.

Als chemische Gegengifte sind das Chlor und das Ammoniak empfohlen. Man räth beide einathmen zu lassen, oder sie innerlich zu geben. Murray, Dupuy und Christison rühmten, auf ungenaue Versuche gestützt, die Anwendung des Ammoniaks, besonders zu Inhalationen sehr, wogegen die sorgfältigeren Untersuchungen von Orfila und Herbst bewiesen, dass das Ammoniak kein Vertrauen verdient. Versuche an Menschen, welche die günstige Wirkung des Ammoniaks ausser Zweifel setzen, oder sie nur wahrscheinlich machen, existiren keine.

Schneider behauptet, dass das Ammoniak die Blausäure weder in eine minder giftige Verbindung zu verwandeln, noch dieselbe zu zerstören vermöge, folglich ein durchaus ungeeignetes Gegenmittel sei; dagegen das Chlor in der That als ein wahres Gegenmittel gegen Blausäure angesehen werden müsse.

Hierzu bemerke ich, dass auch das Einathmen des Salmiakgeistes nicht allein Nichts nützen, sondern sogar durch Unterdrückung der Respiration, durch Erregung von Stimmritzenkrampf höchst nachtheilige Wirkungen erzeugen kann, und oft verursacht hat.

Was indessen das Chlor anbelangt, so wirkt die Einathmung seines Gases ebenfalls sehr nachtheilig auf die Respiration. Bei der Blausäurevergiftung muss dieselbe nicht beeinträchtigt, sondern befördert, die Sauerstoffabsorption begünstigt werden. —

Ueberhaupt ist die günstige Wirkung des innerlich genommenen Chlorwassers gegen Blausäurevergiftung bei Menschen keinesweges bewiesen und Schroff hat durch Versuche an Thieren dargethan, dass das Chlor durchaus nichts Günstiges leistet. In den seltensten Fällen kann ein chemisches Gegengift etwas nützen, da die Blausäure sehr rasch resorbirt wird, und dann, wenn nicht augenblicklichen Tod, doch Bewusstlosigkeit, und eine Lähmung der Schlingwerkzeuge erzeugt.

Kalte Umschläge auf den Kopf und kalte Begiessungen nebst

Ableitungen auf die Haut, kaltes Wasser innerlich und reizende, ausleerende Clystiere bilden das beste Heilverfahren gegen Blausäurevergiftungen. Herbst hat den Nutzen der kalten Begiessungen und der kalten Umschläge zuerst empfohlen.

Blutentziehungen sind sehr nachtheilig. —

§. 61. Behandlung der Phosphorvergiftung.

Wurde der Phosphor in Stücken genommen, so empfiehlt man ein Brechmittel von Brechweinstein und Brechwurzel, allein, da der Phosphor sehr bald im Magen verbrennt, und die Magenwandungen stark anätzt, so ist die Anwendung der Brechmittel aus Ipecacuanha, welche gleichzeitig mit vielem Wasser genommen werden müssten, nur dann zulässig, wenn sich noch keine Erscheinungen der Magenverbrennung zeigten. Diese sind gewöhnlich nebst bedeutendem Erbrechen vorhanden, so dass Brechmittel ganz überflüssig, und wegen der leichten Zerreisslichkeit der angefressenen Magenwandungen sogar gefährlich werden. Zuweilen geschieht es, dass der Phosphor nach mehreren Stunden seiner Einverleibung noch gar nicht auf die Gewebe des Magens gewirkt hat. Hermbstädt gab einem Thiere eine sehr bedeutende Menge Nahrungsmittel, unmittelbar darauf aber 2 Drachmen in Cylinder geschnittenen Phosphors. Nach 8 Stunden wurde es noch nicht davon beunruhigt. H. öffnete es und sah den Phosphor in den Speisen eingehüllt, die Gewebe des Magens aber unverändert. Dergleichen Beobachtungen mögen, wie auch die Untersuchungen von Orfila zeigen, bei Hunden nicht so ganz selten vorkommen; allein der Magen des Menschen wird durch den Phosphor sehr heftig afficirt und leicht entzündet. Ich beobachtete bei Menschen schon nach $^1/_4$ ja $^1/_8$ Gran Phosphor in Oel gelöst, heftige Erscheinungen von Magenentzündung. — Duflos empfahl die unterchlorigsaure Magnesia mit freier Magnesia (bereitet durch Mengung von 1 Theil gebrannter Magnesia mit 8 Theilen Liquor chlori und 8 Theilen Wasser, esslöffelweise zu geben) als chemisches Gegengift gegen Phosphorvergiftungen. Bechert will zwar günstige Resultate davon bei Kaninchen gesehen haben; allein Schrader, Hoffmann und Schuchardt berichten, dass sie in keinem ihrer zahlreichen Versuche irgend einen Erfolg gesehen haben. Köhnike versicherte, einen Hund, der 7 Gran Phosphor bekommen hatte, durch 2 Gaben von je 2 Drachmen Chlorkalk am Leben erhalten zu haben. Darauf hin stellte Schuchardt ebenfalls Versuche an, und fand den Chlorkalk völlig wirkungslos.

Aus den in Henle's und Pfeufer's Zeitschrift für rationelle Medicin, Neuer Folge VIII. 3 mitgetheilten Untersuchungen von Schuchardt geht hervor, dass der Phosphor in den Magen gebracht, entweder durch seine energische Verbindung mit Sauerstoff und dadurch bewirkte Verbrennung, oder nach seiner Resorption im Blute durch die hierdurch veränderte Mischung desselben und durch Einwirkung auf das Nervensystem, oder endlich durch die Bildung von Phosphorwasserstoffgas nachtheilig und tödtend wirke, und dass wir bis jetzt ein wahres Antidot gegen Phosphor nicht kennen.

Man lässt am zweckmässigsten eine Menge Wasser trinken, dem man, wenn sie augenblicklich zu haben ist, gebrannte Magnesia oder Kreide zusetzt. Nachher, oder auch gleichzeitig, gibt man schleimige oder eiweisshaltige, einhüllende Mittel und behandelt nach bekannten Grundsätzen die Magen-Darm-Entzündung.

Traten Erscheinungen der Hirn- und Rückenmarks-Affection auf, so hat man sich, da sie gewöhnlich congestiver Natur sind, auf kalte Umschläge und Begiessungen auf den Kopf und Ableitungen zu beschränken, vor allen Dingen empfehle ich, so stark wie möglich, bethätigend auf die Haut zu wirken. Gegen die Anwendungen der Excitantien: Ammoniakalien, Campher, Kaffe, Wein etc. warne ich sehr.

Die in Phosphorfabriken Erkrankten müssen ihre Beschäftigung aufgeben, ihre Hautthätigkeit durch laue Bäder, Einhüllen in wollene Decken, wenn möglich durch Bewegung und Wassertrinken begünstigen, und sich durch leichtverdauliche Nahrungsmittel: Milch, Eier, Fleisch, gut nähren. War Appetitlosigkeit in Folge eines chronischen Magen-Darmkatarrhs vorhanden, so pflegt Salmiak in einem schleimigen Vehikel von Nutzen zu sein. Die nekrotisirten Knochen müssen entfernt werden.

§. 62. Die Behandlung der Vergiftung durch Ammoniak, Aetzkali und Natron und kohlensaures Kali

geschieht mit Rücksicht darauf, dass ihre Wirkung durch Trinken grosser Mengen Wassers ungemein abgeschwächt wird, und dass sich jene Stoffe mit Essig- und Citronen-Säure zu einem dem Körper unschädlichen Salze verbinden. Man lasse deshalb, so rasch wie möglich, grosse Mengen Wasser mit 2 bis 3, und nach Umständen mit noch mehr, Weingläsern voll Essig oder Citronensaft vermischt, trinken. Fette Oele eignen sich als Antidota nicht. — Hatte das Ammoniak tetanische Krämpfe hervorgebracht, so eignen sich kalte Umschläge oder Begiessungen über das Rückgrath.

Ist es durch die Einwirkung der fixen Alkalien zu Perforationen der Speiseröhre oder des Magens gekommen, so ist jede Behandlung erfolglos.

Bleiben Entzündungen und deren Folgezustände in den Schling- und Verdauungsorganen zurück, so behandelt man sie in der oben schon vielfach besprochenen Weise.

Die Vergiftung durch Cyankalium wird wie die Blausäurevergiftung behandelt. —

§. 63. Behandlung der Arsenikvergiftung.

Wird der Arzt zu einer acuten Arsenikvergiftung gerufen, die in einem Orte vorfiel, in welchem wegen Mangels einer Apotheke die unten anzugebenden chemischen Antidota nicht sofort zu haben sind, so lasse er sofort ein Paar Schoppen Milch trinken, da die arsenige Säure sowohl mit den Basen ihrer Salze, als auch mit dem Käsestoff schwer lösliche Verbindungen eingeht, und dadurch die Vergiftungszufälle auf einen niedern Grad der Intensität herabsetzt. Sofort ist Erbrechen durch Kitzeln des Schlundes, oder durch ein Brechmittel von Ipekakuanhawurzel zu 2 Skrupel pro dosi, alle 5 Minuten bis zur Wirkung zu wiederholen, hervorzurufen, wenn es nicht schon vorher durch das Arsenik allein erfolgte.

Berthold und Bunsen haben nachgewiesen, dass das Ferrum hydricum in aqua, seu Liquor ferri oxydati hydrati der preuss. Pharmakopoee als Antidot gegen Arsenikvergiftung den ersten Platz behauptet. Dieses Präparat wird inzwischen in den Apotheken Jahr aus, Jahr ein aufbewahrt, und erleidet dadurch Veränderungen, die von Duvernoy und Majer näher festgestellt wurden. Nach den Untersuchungen dieser Forscher unterliegt das vorschriftsmässig zubereitete, und aufbewahrte Präparat schon nach 6 Wochen 2 wesentlichen Veränderungen.

1) Hinsichtlich seiner physikalischen Eigenschaften wird es hellbraunroth oder schmutzig gelbbraun, dem Eisenroste ähnlich, und setzt sich nach dem Umschütteln schneller zu Boden; im weitern Fortgange bildet es Klümpchen und Körner, keine Krystalle, wie man gewöhnlich meint.

2) Hinsichtlich seines Verhaltens gegen arsenige Säure. Von frisch bereitetem flüssigem Eisenoxydhydrat, das in 100 Theilen 6 Theile Ferrum hydricum ($Fe_2O_3 + 2HO$) enthielt, wurde eine Menge, die 22,8 Theilen getrockneten Hydrats entsprach, mit einem Theil in Wasser gelöster arseniger Säure zusammengemischt, und zeigte sich beim Einleiten von Schwefelwasserstoff nach Zusatz von etwas Salzsäure das Filtrat nach 5 Minuten frei von Arsen. Von dem einjährigen Präparate dagegen waren 100 Theile nöthig, um 1 Theil arseniger Säure nach $^1/_4$ Stunde zu sättigen. Bei $+ 30^\circ$R. erfolgt die Verbindung schneller

und vollständiger. Das frische Präparat unterscheidet sich also von dem ältern nicht allein durch die grössere Menge der arsenigen Säure welche es bindet, sondern auch durch die grössere Schnelligkeit der Wirkung. Auch Meurer fand das alte Präparat unwirksam.*)

Es ist deshalb am besten die Ingredienzien des officinellen Präparats in den Apotheken vorräthig zu halten, um es frisch zu bereiten. Ein vollständiges Auswaschen ist unnöthig.

Man gibt von dem Präparate, welches man etwas erwärmt, alle $^1/_4$ bis 1 Stunde 2 bis 3 Esslöffel voll, bis die Symptome nachlassen, nnd die Fäces starke Eisenspuren zeigen.

Die Furcht, dass gerbsäure- oder schwefelwasserstoffhaltige Substanzen im Magen die Wirkung des Eisenoxydhydrats ganz hindere, ist deshalb ungegründet, weil immer ein grosser Ueberschuss von diesem Mittel eingegeben wird. —

Dr. Schuchardt stellte, nachdem Berzelius auf die antitoxische Wirkung des Magnesiahydrats bei Vergiftungen mit arseniger Säure aufmerksam gemacht hatte, Versuche mit Kaninchen an, und fand, dass die mit Wasser angerührte, schwach geglühte Magnesia sofort eine gelatinöse Form annimmt, und bei Vergiftungen mit arseniger Säure, mag sie in Lösung oder in Substanz genommen worden sein, ein entschieden und schnell wirkendes Mittel ist, nur muss dieselbe in wenigstens dem 20-fachen Betrage der etwaigen Gewichtsmenge des Giftes und mit der 20- bis 30fachen Menge Wassers zu einer dünnen Milch (lac magnesiae) angerührt werden. Von dieser Mischung lässt man alle $^1/_4$ Stunden 1 bis 2 Weingläser voll nehmen, so dass im Ganzen 5 bis 10 Unzen Magnesia verbraucht werden.

Schuchardt stellt 69 Fälle von Vergiftungen von Menschen zusammen, in denen sich die Magnesia nützlich zeigte.**)

Schroff, welcher auch Versuche an Thieren anstellte, hält das Magnesiahydrat für wirksamer gegen Arsenikvergiftung als das Eisenoxydhydrat.

Fuchs empfiehlt das Eisenoxydhydrat mit dem Magnesiahydrat gleichzeitig zu verwenden, und zwar in folgender Mischung. 40 Grammen (1 Gramm = $16,_{42}$ Gran) concentrirter Lösung von schwefelsaurem Eisenoxyd werden mit 320 Grammen Wasser und 15 Grammen schwach gebrannter Magnesia versetzt. Die Flüssigkeit enthält dann neben freier und schwefelsaurer Magnesia in 100 Grm. $1,_{52}$ Grm.

*) Vergl. J. Clarus Arzneimittellehre 2. Aufl. S. 254.

**) Vergl. J. Clarus Arzneimittellehre 2. Aufl. S. 142.

wasserfreies Eisenoxyd; 100 Grm. dieser Flüssigkeit fällen $0,_{440}$ — $0,_{480}$ Grm. arsenige Säure, und enthalten soviel Eisenoxydhydrat, als etwa 37 Grammen des Ferrum hydricum der Pharmakopoee, durch welche $0,_{150}$ Gramm arseniger Säure, also nur $^1/_3$ der durch die Fuchs'sche Mischung gefällter Menge, gebunden werden; demnach sind $^2/_3$ der arsenigen Säure hier durch die freie Bittererde gebunden.

Die Gabe der Fuchs'schen Mischung ist die des Eisenoxydhydrats.

Wirkt das Arsenik von der Haut aus, so lässt es sich durch Wasser und ebenfalls mit obigen Gegengiften entfernen.

Ist das Arsenik in den Applikationsorganen durch Eisenoxyd oder Magnesia in obiger Weise in unlösliche und dem Körper unschädliche Verbindungen (arsenigsaures Eisenoxyd und arsenigsaure Magnesia) übergeführt, so sieht man zu, ob vielleicht noch lokale Erscheinungen zu tilgen sind.

Die häufigsten sind entzündliche Leiden der ersten Wege. Man beschränke sich zunächst auf die Darreichung einhüllender, schleimiger Mittel. Ein stürmisch eingeleitetes sogenanntes antiphlogistisches Verfahren schadet mehr, als es nützt. Die Antidote reizen selbst den Verdauungkanal, und man muss demselben Zeit geben, sich ihrer zu entledigen. Die zurückbleibende erhöhte Reizbarkeit des Verdauungskanals schwindet allmählich. Vor allen Dingen gebe man leicht verdauliche, aber doch nahrhafte Kost, und wenn diese nicht vertragen wird, so beschränke man sich auf Hafer- oder Gersten-Schleim.

Werden die entzündlichen Lokalaffektionen heftiger, so wendet man kalte Umschläge auf den Bauch, abwechselnd mit lauen Bädern, Einreibungen von Crotonöl in die Lenden oder auf die Schenkel, versuchsweise auch Blutegel in die Herzgrube oder an den After an.

Man pflegt bei bedeutenden Schmerzen im Unterleibe, oder bei starken Durchfällen die Narcotica, namentlich Opium zu geben. Dagegen ist zu erinnern, dass nach Entfernung der Magen-Darm-Entzündung jene Symptome von selbst schwinden werden. Gegen sie ist das Opium kein geeignetes Heilmittel, es beschwichtigt den Schmerz nur indem es betäubt, es stillt den Durchfall, durch welchen oft noch das Gift beseitigt wird, durch Parese des Darms, und führt so gar leicht eine allgemeine Lähmung herbei, welche durch das Arsenik schon vorbereitet war. Die Einreibungen von Quecksilbersalbe widerrathe ich sehr.

Ueberhaupt wolle man nicht glauben, es gebe ein Mittel, oder eine Heilmethode, mit der man die durch ätzende Gifte (Säuren, Alkalien, Arsenik etc.) entstandene Entzündung in einem Schlage beseitigen könne. Hier führt nicht die übergrosse Geschäftigkeit, sondern Ruhe und Geduld zum Ziele. Jeder verständige Arzt hat gesehen, dass traumatische Entzündungen nach Entfernung der verletzenden Ursache gewöhnlich leicht heilen. Warum soll eine durch Arsenik entstandene Magen-Darm-Entzündung nicht bald heilen, wenn das Gift entfernt ist? Der ganze Weg vom Magen bis zum After wird in 1 bis 2 Tagen, je nach Umständen, von dem Eingeführten durchwandert, und so sei man darauf bedacht, die Ausfuhr des eingenommenen, in unlösliche und unschädliche Verbindungen übergeführten Gifte durch Klystiere rascher zu beseitigen. Abführmittel, selbst Ricinusöl, eignen sich nicht, da sie die Darmreizung nur vermehren.

Zur Anregung der Haut- und Nierenthätigkeit ist die Darreichung von kaltem Wasser, und warmes Verhalten sehr nützlich. Die sogenannten Diuretika werden ebenfalls gerühmt, um das in das Blut übergegangene Arsenik aus demselben zu entfernen. Hiergegen habe ich zu erinnern: 1) dass noch in keinem Falle der Nutzen dieser Diuretika nachgewiesen ist, 2) dass überhaupt noch nicht bewiesen worden, dass diese Mittel den Harn vermehren oder zur vermehrten Elimination des Arseniks Veranlassung geben, und 3) dass die sogenannten Diuretika, von denen ich durch das Experiment von vielen entscheidend nachgewiesen habe, dass sie keinesweges die Harnmenge vermehren, fast alle scharfe Stoffe sind, welche den ohnehin schon durch Arsenik stark gereizten Verdauungskanal noch stärker reizen.

Hanon behauptet vom Salmiak, dass er das in den Geweben und im Blute des Körpers befindliche Arsenik ausführe, und so bei Arsenikvergiftungen nützlich wirke; allein den Beweis für seine Behauptung hat er nicht erbracht. Dass Salmiak längere Zeit nach Arsenikvergiftung durch Beseitigung eines chronischen Magen- und Darmkatarrhs nützlich wirken könne, will ich nicht in Abrede stellen.

Sind acute oder chronische Cerebrospinalaffektionen durch Arsenik eingetreten, so bethätige man durch milde Mittel, je nach den Umständen die Ausscheidungsorgane: namentlich den Darm und die Haut. Ich habe schon mehrfach Gelegenheit gehabt derartige, nach zu langer Darreichung der Solutio arsenicalis Fowleri, oder durch den Aufenthalt in feuchten mit Arseniktapeten beklebten Zimmern entstandene Cerebrospinalaffektionen, bei welchen die ganze Constitution zerrüttet zu sein schien, zu behandeln. Ich beschränkte mich auf Entfernung der veranlassenden Ursache und, so weit es geschehen konnte, gute Ernährung. Ich bin in allen Fällen ohne Arzneien, ohne Blutentziehungen, ohne Ammoniakalien, ohne drastische Purganzen, ohne Campher und Spirituosen, welche von andern Autoren warm empfohlen werden, zum erwünschten Ziele gelangt.

In einem Falle, in welchem durch den Missbrauch der Fowler'schen Solution sich völlige Arsenikzehrung ausgebildet hatte, und die bestehende Psoriasis doch nicht geschwunden war, blieb die Abzehrung lange bestehen. Die Kaltwasserkur stellte den Kranken wieder her.

Man gebe überhaupt den Gedanken auf, eine entgiftende Methode zu erfinden, durch welche Gifte z. B. Arsenik aus dem Blute und den Geweben durch chemische Verwandtschaft ausgetrieben werden. Der durch kräftige Nahrung, Genuss der frischen Luft, entsprechende Bewegung, Erheiterung des Gemüths u. s. w. eingeleitete und beförderte Stoffwechsel ist am besten im Stande, die durch Gifte, z. B. Arsenik, Blei, Quecksilber u. s. w. hervorgebrachten Störungen und Krankheiten zu beseitigen.

Freilich gehört dazu gewöhnlich eine längere Zeit. Viele Aerzte leiden aber an einer knabenhaften Ungeduld, und sehen sich veranlasst, zu ihrer eignen und der Patienten Beruhigung eine Menge Mittel zu geben, die oft schaden und den Krankheitsverlauf statt abzukürzen noch verlängern.

Hiermit soll aber keineswegs behauptet werden, dass nicht mitunter Fälle vorkommen könnten, in welchen die Folgen von Arsenikvergiftung, z. B. Magen- und Darmkartarrh, Geschwürsbildung, Hirn-, Lungen-, Leber-Leiden u. s. w. mit Nutzen durch Arzneien behandelt werden könnten. Man richte sich hier nach den Grundsätzen einer rationellen Therapie, deren ausführliche Erörterung hier nicht am Platze ist. — Ich beabsichtige hier die Behandlung der durch Gifte hervorgebrachten Zustände nur in so weit zu besprechen, als sie durch den zur Wirkung gelangten Stoff selbst sich eigenthümlich gestaltet.

§. 64. Behandlung der Vergiftung durch Brechweinstein und Antimonchlorid.

Ist Erbrechen nicht alsbald erfolgt, so beschleunigt man es durch Reizung des Schlundes, oder Trinken von lauem Wasser mit etwas Butter.

Ein zuverlässiges Mittel zur Umwandlung des Brechweinsteins oder des Antimonchlorids in dem Körper unschädliche Verbindungen gibt es nicht. Gerbstoffhaltige Dekokte, z. B. von Eichenrinde, Zimmtrinde, Chinarinde, von grünem Thee, etc. werden zwar empfohlen, ohne dass aber ihre günstige Wirkung durch Beobachtung an Menschen ausser Zweifel gesetzt worden wäre. Zur Stillung des übermässigen Erbrechens eignet sich, wenn man sicher sein darf, dass das Gift ausgeworfen worden, Opium wohl am besten. —

Nach der Einwirkung sehr grosser Gaben Brechweinstein bleiben Magen- und Darmkatarrhe noch eine Zeit lang zurück. Milde Diät, kalte Umschläge um den Leib, ein einhüllendes Verfahren und bei längerer Dauer der Erscheinungen stärkere Hautreize sind gewöhnlich von dem besten Erfolge begleitet. — Bilden sich, was gar so selten nicht vorkommt, Magen- und Darmgeschwüre aus, so leistet das salpetersaure Silber gute Dienste. Die auch vorkommenden hämorrhagischen Erosionen, welche sich zuweilen mit Magenkatarrh verbinden, heilen gewöhnlich bei milder Diät von selbst. —

§. 65. Behandlung der Quecksilbervergiftungen.

Ueber die Gegenmittel bei Quecksilbervergiftung, namentlich der durch Oxyd, Oxydsalze und besonders des Sublimats existiren bei sehr vielen Aerzten sehr unrichtige Meinungen. Es hat für die mit falschem Ehrgefühl Behafteten etwas Beschämendes, gestehen zu müssen, dass wir auch nicht im Entferntesten ein halbwegs zuverlässiges Gegengift gegen Quecksilber- (Sublimat-) Vergiftung besitzen. Man hat, um zum Ziele zu gelangen, hin und her experimentirt, aber ohne Erfolg. Ich halte es für nothwendig, die von Schneider in seiner gerichtlichen Chemie Seite 247 ausgesprochene ungeschminkte Wahrheit zur Aufklärung derjenigen Aerzte, welche in dem Glauben an erfolgreiche Gegengifte gegen Quecksilbervergiftungen befangen sind, mitzutheilen. „Es ist wohl von der Erfindungsgabe der Aerzte nicht anders zu erwarten, als dass sie, so wie für alle andern Gifte, auch für die Quecksilberpräparate eine Menge Gegenmittel in Bereitschaft haben. Demungeachtet werden zuverlässig wirksame noch immer vermisst. Buckler rühmt das Goldpulver, Bertrand die Kohle, Bouchardat und Sandras Eisenfeile, Taddei den Kleber, und nach ihm preist man gegenwärtig das Eiweiss als das wirksamste Antidot an. In den meisten tödtlich endenden acuten Vergiftungen wurden eiweissartige Stoffe als Gegenmittel gebraucht; der eine Vergiftete musste 24 Eier und 2 Maass Milch verbrauchen: es war umsonst. Hielte man sich bei Beurtheilung der Wirksamkeit der Gegenmittel mehr an die Mahnungen des nüchternen Verstandes, als an halb erkannte chemische Reaktionen, es wäre unmöglich an offenbaren Irrthümern festzuhalten. Weil Sublimatlösungen durch die Eiweisskörper gefällt werden, müssen sie Gegenmittel sein! Es ist den Empfehlern solcher Mittel ganz entgangen, dass diese Niederschläge im Ueberschusse beider Fällungsmittel sich wieder lösen, dass es bei Vergiftungen dem Zufalle überlassen bleibe, die Menge des Antidots so zu treffen, dass sie gerade hinreicht, das Gift zu neutralisiren; dass aber auch damit nichts gewonnen sei, weil in der parenchymatösen Flüssigkeit aller Organe, und auch im Magen und Darminhalte so viele Eiweisssubstanzen sich finden, um den gebildeten Niederschlag rasch wieder zu lösen und resorbirbar zu machen. Wäre es bei der Menge der eiweissartigen Stoffe, die in allen Theilen des menschlichen Körpers sich finden, möglich, dass die Quecksilberpräparate und insbesondere der Sublimat giftig wirken könnten, wenn dessen Verbindung mit Eiweiss eine unschädliche wäre? Jedenfalls wirkt das von Mialhe empfohlene Schwefeleisen zuverlässiger, wenn es auf nassem Wege dargestellt, und im Zustande seiner Vertheilung geboten wird, indem sich 2 unwirksame Verbindungen, Schwefelquecksilber und Chloreisen bilden. Weniger eignen sich zu demselben Zwecke die Schwefelverbindungen der Alkalien, weil sie selbst gefährliche Gifte sind, und in demselben das Schwefelquecksilber löslich ist; eben so wenig der an sich selbst giftige Schwefelwasserstoff. Nutzlos ist ein Chinaabsud. Absolut schädlich ist das von Poumet empfohlene Zinnchlorür bei Sublimatvergiftungen."

Hierzu bemerke ich, dass auch das Eisensulfür als zuverlässiges Antidot gegen Sublimatvergiftungen eben so wenig, als gegen andere Metallvergiftungen erprobt worden ist. Nach Meurer findet ein unmittelbarer Austausch zwischen den Metallen nicht statt, und zwar um so weniger, wenn sich der Quecksilbersublimat schon mit den im Magen und Darmkanal befindlichen Proteinstoffen verbunden hat. Meines Wissens liegen Erfahrungen über die günstige Wirkung des Schwefeleisens bei Sublimatvergiftungen durchaus nicht vor, und auch Schroff bemerkt Dasselbe in seiner Pharmakologie. Wien 1856.

In den neuern Werken über Vergiftungen figurirt die Magnesia als ein treffliches Mittel bei Sublimatvergiftungen. Der Quecksilbersublimat soll nämlich mit Magnesiahydrat eine schwer lösliche Verbindung, das Quecksilberoxydchlorid bilden. Dr. L. Schrader hat hiergegen nachgewiesen, dass das Magnesiahydrat die mit Sublimat vergifteten Thiere durchaus nicht retten konnte, mithin das Magnesiahydrat durchaus kein Antidot gegen Sublimat sei. Beobachtungen an Menschen über die etwaige günstige Wirkung der Magnesia gegen Sublimatvergiftung liegen keine vor.

Gestehen wir es uns lieber ganz offen, dass wir ein erprobtes Gegengift gegen Quecksilbervergiftung gar nicht kennen. Wer Gefallen daran findet, mag in vorkommenden Fällen einige Eier mit Zucker und Milch quirlen und diesen ganz angenehmen Trank trinken lassen. Es wird mindestens dadurch nichts geschadet, und vielleicht in sofern genützt, als diese Stoffe besänftigend und einhüllend wirken. Eine derartige, oben schon näher charakterisirte einhüllende Behandlung ist überhaupt am zweckmässigsten, nachdem man sich in bekannter Weise bemüht hat, das Gift wegzuschaffen.

Haben sich Entzündung oder Verschwärung des Verdauungskanals ausgebildet, so behandle man diese nach bekannten Grundsätzen, jedoch nie zu stürmisch. Die Entfernung des Quecksilbers aus dem Körper erfordert eine lange Zeit, und diese ist höchstens durch Darreichung von Substanzen, welche in milder Weise die Ausscheidungen bethätigen, z. B. durch Wassertrinken, gelinde Abführmittel, etwas abzukürzen. Es gibt nur wenige Mittel, welche so heftig und so nachhaltig wie Quecksilber die Verdauung, überhaupt die ganze Assimilation untergraben.

Wenn sich die nachtheiligen Folgen eines Quecksilbermissbrauches zeigen, so leistet eine richtige diätetische Behandlung entschieden mehr als alle Medikamente. Der Kranke werde anfangs mit sehr leicht verdaulichen Substanzen genährt, und in dem Maasse, als die Verdauungsthätigkeit zunimmt, führe man immer kräftigere Speisen zu, jedoch nie bis zur Ueberladung des Magens. Ist der Appetit wieder gut, so ist der Zusatz einer grösseren Menge Fett (Butter, Thran) zur Nahrung nach meiner Erfahrung sehr nützlich.

Ist profuser Speichelfluss eingetreten, so sorge man für ein warmes Verhalten, lasse den Mund fleissig ausspülen, entweder mit Wasser oder schleimigen Getränken, die Zähne sorgfältig rein halten, fleissig Wasser trinken, den Stuhl offen halten, und für reine frische Luft sorgen. Von adstringirenden Mitteln habe ich nie Erfolg gesehen, eben so wenig von Auflösungen von Alaun, schwefelsaurem Kupfer oder Holzessigsäure. Das in neuester Zeit wieder so stark gerühmte chlorsaure Kali habe ich noch nicht geprüft. Es soll selbst beim Fortgebrauche des Quecksilbers den Speichelfluss beseitigen. Mit der Abnahme des Speichelflusses schwellen auch die in der Mundhöhle gelegenen Theile, die Zunge, das Zahnfleisch u. s. w. ab. Dass dazu die Blutegel oder andere Blutentziehungen irgend etwas beitragen, davon habe ich mich nie überzeugen können. Wendet man diese und andere Mittel gerade zur Zeit an, wenn der Speichelfluss sich ohnehin zurückbildet, so scheint jedes Mittel, was nicht schadet, und überhaupt Nichts wirkt, zu nützen.

Da die Quecksilbermittel gewöhnlich auf die Haut bethätigend wirken, so ist es empfehlenswerth, zur Reinigung derselben von Zeit zu Zeit ein laues Bad nehmen zu lassen.

Bleiben Geschwüre im Munde zurück, so ist ein Betupfen derselben mit Höllenstein sehr nützlich.

Haben sich höhere Grade von chemischer Quecksilbervergiftung, Merkurialchlorose, merkurielle Lähmungen, Merkurialkachexie etc. ausgebildet, so ist es nach meinen Erfahrungen wieder das oben in allgemeinen Umrissen angegebene diätetische Verhalten, das am sichersten zum Ziele führt. In einigen wenigen von mir beobachteten Fällen bekamen die Patienten nach einer Kaltwasserkur ihre Körperfülle wieder.

Man rühmt das Jodkalium als ein Mittel, welches die im Organismus zurückbleibenden Quecksilbertheilchen ausführen könne. Ich habe in dieser Beziehung keine Erfahrungen, und will andern, höchst achtbaren Empfehlern, Melsens, J. W. Corson, Joseph Hermann etc., nicht widersprechen. Dass aber die Sarsaparille weder gegen die Merkurialkrankheit, noch gegen irgend eine andere Krankheit mit Sicherheit etwas leistet, werde ich recht bald in einer besondern Abhandlung nachweisen.

Der Schwefel und seine verschiedenen Präparate, Schwefelalkalien, Schwefeleisen etc., ferner die natürlichen Schwefelbäder werden in der Merkurialkrankheit ebenfalls gerühmt. —

Ob es gelingen werde, mit den elektrischen Bädern Quecksilber und andere schädliche Metalle aus dem Körper auszuziehen und unschädlich zu machen, müssen fernere Untersuchungen zeigen.

§. 66. Behandlung der Kupfervergiftungen.

In Ansehung der Antidote gegen Kupfer befinden wir uns in derselben Rathlosigkeit wie bei Quecksilber. Die gepriesenen Schwefellebern sind in der Dosis, in welcher sie zur Umwandlung des Kupfers in Schwefelkupfer gegeben werden müssten, selbst sehr gefährlich; die kohlensauren Alkalien führen das Gift in andere, ebenfalls giftige Verbindungen über; dass Eisensulfür oder gelbes Blutlaugensalz, oder Magnesia oder Pektin helfen, ist noch nicht nachgewiesen, und wenn auch Eiweiss sehr dringend anempfohlen wurde, so gilt von ihm Alles, was oben bei Quecksilbersublimat von ihm gesagt wurde. Dass Zuckerlösung (und man müsste dann doch wohl Traubenzucker nehmen) von Vortheil sei, ist weder durch Erfahrung nachgewiesen, noch auch wahrscheinlich, da das Kupferoxyd in der Temperatur des Magens nur sehr langsam reducirt wird. Orfila hat sich durch Versuche davon überzeugt, und Christison stimmt ihm darin bei, dass der Zucker nicht die geringste heilsame Wirkung gegen Kupfervergiftung hat, selbst wenn der Zucker im Magen noch die Kupferpräparate antrifft.

Christison warnt sehr gegen die Anwendung des Essigs bei Kupfervergiftungen.

Da eine Lösung von Zucker in Eiweiss keineswegs nachtheilig wirken kann, so ist es immerhin bei Kupfervergiftungen passend, diese Mittel zu geben. Später auftretende Entzündung des Verdauungskanals behandelt man nach den im vorigen §. angegebenen Grundsätzen.

Die übrigen in §. 20 angegebenen, Folgen der Kupfervergiftung: acute Cerebralaffektion, febrile Gastrointestinalaffektion, Kupferkolik, welche ich sämmtlich nie zu beobachten Gelegenheit hatte, scheinen nicht minder nach theoretischen Voraussetzungen, denen eine erfahrungsgemässe Unterlage fehlt, behandelt zu werden.

Bei der acuten Cerebralaffektion empfiehlt Falck Blutentziehungen am Kopfe, kalte Uebergiessungen und kalte Fomentationen des Kopfs, innerlich excitirende Mittel, z. B. schwarzen Kaffee, Ammoniaksalze, Campher u. s. w., nebst Ableitungen durch Senfteige.

Derselbe räth gegen die Gastroenteropathia cuprica febrilis: Eiweiss, pektinsaure Alkalien, Blutlaugensalz, Magnesiahydrat, Schwefeleisen, allgemeine und örtliche Blutentziehungen, Einreibungen von grauer Quecksilbersalbe in die schmerzhaften Stellen des Unterleibes, narkotische Kataplasmen auf den Unterleib, warme Bäder mit narkotischen Kräutern, schleimige Getränke und Emulsionen mit narkotischen Zusätzen, und um dem Tenesmus entgegen zu wirken, Blutegel an den After und Kleisterklystiere mit etwas Opium.

Gegen die Kupferkolik rühmt Falck leichte Ekkoprotika (Tamariden mit schwefelsauren oder pflanzensauren Alkalien), Diuretika (Liq. kali acetici, Jodkalium etc.) und Diaphoretica, reizlose aber wohl restaurirende Nahrungsmittel; ferner bei Atonie (beiläufig gesagt ein sehr ungenauer Begriff) des Magens tonisirende Mittel, Gentiana, Eisenpräparate, u. s. w. Bestehen ernstere Leiden, als Dyskrasia, Catarrhe u. s. w., so soll man im ersteren Falle Brechmittel oder Laxantien, im letzteren Falle Vesikatore auf die Brust, Salmiak, Lakrizensaft und Bilsenkraut anwenden. Wäre endlich die eigentliche Kupferkolik zum Durchbruche gekommen, so habe man nach dem Grade der Empfindlichkeit des Unterleibes örtliche oder allgemeine Blutentziehungen zu machen; um den Krampf und Reiz im Darme zu beseitigen, den Leib des Patienten mit warmen Fomenten oder narkotischen Kataplasmen zu bedecken, und zum innern Gebrauche Opiate, Ipekakuanha, schleimige Emulsionen, Bittermandelwasser,

Bilsenkrautextrakt etc. verordnet. Gegen den Tenesmus solle man Blutegel an den After setzen und Opiumklystiere, gegen Erbrechen Brausepulver, Kohlensäurewasser, Citronensaft und Morphium, und als Nahrungsmittel Haferschleim, warme Milch und andere reizlose Flüssigkeiten gebrauchen lassen. Nachkrankheiten, wie chronische Dyspepsieen oder Diarrhoeen sollen extra, je nachdem sie in Atonie, Entzündung oder Verschwärung des Darmkanals fussen, mit verschiedenen Mitteln in gewöhnlicher Weise behandelt werden.

Man sieht, es fehlt uns an Mitteln nicht, ein geschehenes Unglück wieder gut zu machen. Wenn sich Falck von dem Nutzen der angegebenen Mittel durch eigne Erfahrung überzeugt hat, so habe ich gegen ihre Anwendung nichts zu erinnern; inzwischen darf ich dem Leser nicht verhehlen, dass ich aus der sorgfältigen Benutzung der Quellen, aus welchen auch Falck geschöpft hat, die Ueberzeugung nicht habe gewinnen können, dass die empfohlenen Mittel den vermeinten Nutzen und günstigen Erfolg wirklich gehabt haben.

§. 67. Behandlung der Bleivergiftungen.

Durch schwefelsaure Alkalien und Erden, z. B. durch Glauber- oder Bittersalz lässt sich das in den ersten Wegen befindliche Bleisalz in eine unschädliche, unlösliche Verbindung, in schwefelsaures Blei umwandeln, und diese durch Ricinusöl abführen.

Ist das Blei aber schon in das Blut übergegangen, so ist es unmöglich, es durch schwefelsaure Verbindungen wegzuschaffen. Mosley, Gendrin und Andere empfahlen, von der Ansicht ausgehend, dass das im Körper, nämlich im Blute und in den Geweben enthaltene Blei durch Schwefelsäure in schwefelsaures Blei umgewandelt werde, diese Säure bei Bleikolik. Gendrin versichert damit mehr als 300 Patienten geheilt zu haben. Tanquerel hat diesen Arzt nicht nur der Lüge bezüchtigt, sondern auch 53 Patienten ohne Erfolg damit behandelt. Ich habe in einigen mir vorgekommenen Fällen von Bleikolik von der Schwefelsäure und deren Verbindungen, vom Bittersalz, Glaubersalz, Alaun, schwefelsaurem Zinkoxyd Gebrauch gemacht, ohne aber den geringsten Nutzen davon zu sehen.

Es braucht wohl kaum erwähnt zu werden, dass man Menschen, die an Bleivergiftung leiden, vor der fernern Einwirkung des Bleies schützt, nachdem man das in den ersten Wegen befindliche durch oben bezeichnete Antidota entfernt hat. Die Anätzung jener beseitigt man durch einhüllende, schleimige Mittel, und lässt leichtverdauliche Nahrung geniessen. Ueberhaupt verderben die Bleimittel, auch dann wenn sie nicht gerade ätzend wirken, die Assimilation in hohem

Grade Falck hat dies neuerdings durch neue, sehr ingeniöse Versuche mit Thieren sehr schlagend nachgewiesen. Ich habe selbst oft Gelegenheit gehabt, auch bei Menschen zu beobachten, wie nachhaltig das Blei den ganzen Ernährungsprocess stört. Man darf durchaus nicht glauben, durch Medikamente die Folgen der Bleivergiftung in kurzer Zeit beseitigen zu können. Nach meinen eigenen und anderer Aerzte Erfahrungen hängt die Wiederherstellung der Patienten von der Dauer der Einwirkung des Bleies und von der Constitution der Vergifteten ab. Je kürzer jene war, je kräftiger diese, je mehr gewöhnt Störungen auszugleichen, desto kürzer ist die Krankheitsdauer. Nur erst beim Wiedereintritt einer bessern Ernährung darf man an Beseitigung der Folgen der Bleivergiftung glauben. Und dennoch kommen die Symptome derselben sehr rasch wieder, wenn die mit Bleipärparaten beschäftigten Personen zu ihren Arbeiten wieder zurückkehren. So beobachtete ich 9 Jahre hindurch einen Glaser, der oft an Bleikolik litt. Hatte er, nachdem er seine Beschäftigung gemieden, und Taglöhnerarbeit im Freien getrieben, seine Körperfülle wieder erlangt, so magerte er, wenn er sein Geschäft wieder aufnahm, in kurzer Zeit ungemein ab, und bekam darauf die heftigsten Anfälle der Bleikolik, die erst dann ganz aufhörten, als er sein Glaserhandwerk ganz verliess.

Die Prophylaxis und diätetische Behandlung der Bleikrankheiten: Genuss schleimiger, fettiger, einhüllender, eiweissiger, leichtverdaulicher Speisen und Getränke, namentlich der Milch, Vermeiden saurer oder säurebildender Substanzen, laue Bäder, Reinlichkeit und sorgsame Cultur der Haut, Genuss der reinen Luft, Bewegung im Freien etc., nehmen den ersten Platz ein.

Was nun die arzneiliche Behandlung der Bleikrankheiten: der Bleikolik, der Arthralgie, des Bleizitterns, der Bleikontrakturen, Lähmungen und Bleikachexieen anbelangt, so hat man die verschiedenartigsten Mittel und Kurmethoden dagegen empfohlen. Die vorzüglichsten werde ich im Folgenden mittheilen. Ich nehme dabei nur auf die hervorragendsten und am häufigsten vorkommenden Formen von Bleivergiftung Rücksicht. Wer die einzelnen Formen und deren Behandlung genauer studiren will, den verweise ich auf das Werk: „die metallurgischen Krankheiten des Oberharzes von Dr. C. H. Brockmann, Hof- und Bergmedicus zu Clausthal. Osterode am Harz 1851.

Man hat bei der Behandlung der Bleikrankheit im Allgemeinen folgende Zwecke im Auge gehabt.

a. Das Blei aus dem Körper auszuführen, und besonders dabei die Stuhlentleerungen im Gange zu erhalten.

b. Schmerz und Krampf, und
c. üble Zufälle und Complikationen zu beseitigen,
d. Recidive zu verhüten, (s. Falck a. a. O. S. 186).

Wenn die Aerzte ruhiger beobachtet hätten, so würde der Arzneischatz gegen Bleivergiftungen sicherlich nicht so gross sein. Indem ich die Bleiliteratur durchsuche, finde ich zwar angegeben, wie viele Kranke die einzelnen Beobachter mit Arzneien behandelt haben und wie viele davon genesen sind; aber nirgendwo ist eine Versuchsreihe darüber gemacht, wie viele Personen ohne irgend welche Mittel geheilt wurden. Sandras gibt an, mit Schwefeleisen, Seifenbädern und Crotonöl von 122 Patienten 120, Tanquerel von 460 Patienten 425 mit Crotonöl von der Bleikolik geheilt zu haben. Sonderbar ist es dabei, dass Tanquerel auch noch die Pariser Charitébehandlung, eine grässliche, kopflose Verbindung von drastischen Purganzen, Opiaten und schweisstreibenden Mitteln, bis in den Himmel erhebt. Wenn das Crotonöl so vorzüglich wirkt, warum diese Charitébehandlung? Christison sagt von ihr: „Ich kenne keinen besondern Vortheil, welchen diese complicirte und quälende Heilmethode besitzt, den man nicht eben so gut durch ein einfacheres Verfahren erreichen könnte.“ — Ranke behandelte die Bleikolik mit einer Menge von narkotischen und revulsorischen Mitteln, und will alle seine Kranken in 12 Tagen geheilt haben. Wenn bei einer solch' vortrefflichen Behandlung alle Kranken genesen, so ist es in der That gewissenlos, dass die Aerzte derselben nicht unbedingt Folge geben. Ich dürfte mir die Frage erlauben, wie viele Kranken geheilt sein würden, wenn die Herren Sandras, Tanquerel und Ranke keine Arznei gegeben, und sie bloss diätetisch behandelt hätten?

Die Bleikolik hade ich oft zu behandeln Gelegenheit gehabt. In den ersten Jahren meiner Praxis bestürmte ich sie mit allen möglichen Mitteln. Ich bereue jetzt noch die vielen Aderlässe, und jeden Tropfen Bluts, den ich vergossen habe. Wie wenig Erfolg ich von der Schwefelsäure und deren Verbindungen sah, habe ich oben schon angegeben. Von Opium habe ich viele „glückliche, schnelle und dauerhafte“ Kuren, wie viele andere Beobachter, nicht gesehen, höchstens mitunter eine scheinbare Erleichterung. Bei dem schon oben angeführten Glaser reichte ich nach einem kräftigen Aderlass, der eine heilsame Wirkung gar nicht hatte, eine tüchtige Dosis von 4 Gran Opium. Ungefähr 10 Minuten nachher liess der Schmerz etwas nach, kehrte aber einen kurzen Augenblick nacher in ungeheurem Grade wieder. Eine Wiederholung der halben Dosis nach erfolgtem Erbrechen leistete gar nichts, und noch über 12 Stunden wurde der

Mensch von vielen Schmerzen gefoltert. Sie hörten endlich von selbst auf. Vom Aderlass, den ich auch in andern Fällen unwirksam fand, behauptet auch Tanquerel, dass er sehr erfolgreich sei. Warum befolgt Tanquerel dann noch andere Heilmethoden, und erhebt sie bis in den Himmel?

Zwar habe ich keine Hunderte von Fällen mit Bleikolik behandelt, aber auch nie mit Bestimmtheit eine zweifellos günstige Wirkung irgend eines Mittels gesehen. Da sich nun bekanntlich die Anfälle der Bleikolik wiederholen, wenn die Genesenen sich wieder an die gewohnte Beschäftigung begeben, so hatte ich Gelegenheit, zu vergleichen, ob ich bei der einfachen diätetischen Behandlung bessere Resultate bekam. Wenn ich auch zwar nicht sagen kann, dass bei dieser die Anfälle viel kürzer gewesen wären, so trat doch wenigstens eine viel raschere Genesungsperiode ein, und die Kräfte kehrten viel rascher wieder zurück, als bei arzneilicher Behandlung. Ich bemerke noch, dass, wenn Stuhlentleerungen nach der Bleikolik nicht von selbst eintraten, ich sie durch Ricinusöl, welches nicht selten ausgebrochen wurde, befördert habe. Ich habe an Bleikolik nie einen Kranken verloren.

Für mich hat das erhaltene Resultat gar nichts Ueberraschendes. Wenn der Arzt dafür sorgt, dass der Patient mit Blei nicht in Berührung kommt, und die causale Indication erfüllt, so hat er schon viel geleistet. Wie man Merkurialspeichelfluss ganz gewöhnlich von selbst heilen sieht, so auch die Folgen der Bleivergiftung.

Meine Beobachtungen über die spontanen Heilungen der Bleivergiftungen, namentlich der Bleikolik, umfassen nur 16 Fälle, in welchen durch Rückkehr zur schädlichen Beschäftigung oft Rückfälle erfolgten, aber ich halte sie für wichtig genug, um die Resultate hier anzuführen. Ich habe gesehen, dass die sogenannten Kunstheilungen mit sehr verschiedenen Mitteln und Heilmethoden den eigentlichen Krankheitsprocess nicht abkürzen, vielmehr die Genesung protrahiren, und somit vor den Naturheilungen gar nichts voraus haben. Meines Erachtens kommt bei der Vergleichung der verschiedenen Heilmethoden mit einander sehr wenig heraus, wenn man nicht vorher festgestellt hat, wie die Krankheit bei gutem diätetischem Verhalten, ohne irgend eine Arznei, von selbst abläuft. Wer nur Kurmethoden mit einander vergleicht, erfährt bloss, ob die eine Methode schlechter oder besser sei als die andere, nicht aber, ob irgend eine wirklich Nützliches leiste, oder überhaupt besser sei als nichts. —

Nachdem ich mein subjektives Urtheil über die Behandlung der Bleikolik ausgesprochen, führe ich noch einige Mittel, welche Andere gegen Bleikolik gerühmt haben, an. Ich versäume aber nicht, auch hier zu bemerken, dass sehr viele derselben nur theoretischen, missverstandenen Anschauungen, und nicht der Erfahrung, ihren Ursprung verdanken.

Man spricht von Mitteln, welche das Blei aus den Geweben des Körpers ausführen sollen, indem sie sich mit dem Blei verbinden. Und doch hat noch Niemand jemals mit Sicherheit nachgewiesen, dass irgend ein Mittel diesen Zweck erfüllt. Man empfahl:

1) Vesisantien auf den Bauch und die Schenkel. Tronchin, Grashuis, Dupuytren, also berühmte Männer, rühmten sie sehr, Tanquerel hat nie günstigen Erfolg davon gesehen.

2) Nux vomica. Serres hat sie ungeheuer gepriesen, Sandras und Tanquerel erklärten sie für ganz werthlos.

3) Grisolle und Graves in Dublin machten Tabakfomente auf den Bauch und setzten dabei Tabaksklystiere, brauchten aber gleichzeitig allerlei Purganzen, und schrieben die Heilung dem Tabak zu.

4) Tanquerel behauptet, dass Opium die Krankheit um einige Tage abkürze, hat aber keinen Beweis davon geliefert.

5) Chloroform wurde von Aran, Blanchet, Brockmann, Gassier Point und Mehreren sehr gepriesen. Brockmann nennt die Chloroform- und Aether-Inhalationen „fast immer hülfreich" und sah bei deren Anwendung „die grässlichsten Schmerzen augenblicklich verstummen."

6) Calomel in Gaben zu 5 bis 10 bis 20 Gran, wird von Clerk, Hunter, Musgrave, Warren, Burger, Biss, Gebel, Clutterbuck, Meriates, Laennek, Wagner, Eliotson, Brockmann und Andern empfohlen, obgleich reine Beobachtungen in Betreff seiner günstigen Wirkung nicht vorliegen.

7) Jodkalium soll das Blei aus den Geweben des Körpers ausziehen.

Gegen Bleiarthralgieen sollen Bäder, in welchen 5 bis 6 Unzen Schwefelkalium aufgelöst worden, sehr nützlich sein.

Brockmann empfiehlt sie in Verbindung mit kalten Wasserdouchen auf den Rücken, gleichzeitig mit dem innern Gebrauche von Arnika, Valeriana, Nux vomica, Chinin und verschiedenen andern Mitteln auch gegen Bleizittern und Bleilähmungen. Gegen diese sind die Elektropunktur und der Elektromagnetismus ungemein gerühmt worden.

In den andern Formen der Bleivergiftung, der Bleiepilepsie, Bleiamaurose, den Bleiconvulsionen, der Bleizehrung (Tabes saturnina) etc. hat man auch die oben genannten Mittel als sehr heilkräftige gepriesen.

In Betreff der Tabes saturnina erlaube ich mir auf §. 21 hinzuweisen, und in Erinnerung zu bringen, dass dabei die Muskeln blass, atrophisch, in fibröses Gewebe umgewandelt, und verschiedene andere Organe sehr geschwunden sind, wir also mit einer Ernährungskrankheit zu thun haben, welche nach Falck's neuesten Untersuchungen darin begründet zu sein scheint, dass theils durch Störung der Verdauung, theils durch Hemmung der Ausscheidungen eine Anbildung der verschiedenen afficirten Organe nicht erfolgen kann, folglich der Stoffwechsel sehr gestört ist. Obgleich ich nie Kranke mit Tabes saturnina behaftet, behandelt habe, so glaube ich doch, dass zur Heilung des Uebels das Bestreben des Arztes darauf gerichtet sein müsse, die gestörten Ausscheidungen, namentlich die des Darms (gelinde Abführmittel), der Nieren (Wasser, vielleicht auch Wein) und der Haut (Tragen wollener Unterkleider, Bäder etc.) möglichst zu bethätigen, dadurch die Stockungen in der Rückbildung, allenfalls auch das im Körper befindliche Blei zu beseitigen, damit eine neue Anbildung, eine Reorganisation der Körpergewebe, die nur aus der Nahrung, besonders wenn sie leichtverdaulich und sehr nahrhaft ist, und nicht aus Arzneimitteln, die kein Atom Nahrung zum Aufbau und zur Erneuerung der Körpersubstanz enthalten, erfolgen kann.

Auch die Kaltwasserkur ist gegen Bleikrankheiten sehr empfohlen worden. Diese Kurmethode, verdient eine sehr sorgfältige Prüfung in der Bleikrankheit, da sie den eben gestellten Anforderungen ganz und gar entspricht. —

§. 68. Behandlung der Opiumvergiftung.

Ich habe nie eine Opiumvergiftung behandelt. Im Jahre 1849 stellte ich mit einem 50jährigen Manne physiologisch-pharmakodynamische Versuche über die Wirkung des Opiums, bis zur erfolgenden Intoxikation, in allmählicher Steigerung an. Ich habe meine Versuche in Bernhardi's Zeitschrift für Erfahrungsheilkunde Bd. IV. Heft I. S. 1 etc. veröffentlicht. Bei der Zeichnung des Symptomenbildes in §. 22 habe ich die von mir beobachteten Erscheinungen benutzt. Uebrigens wandte ich in diesem Falle, schon um das Experiment nicht zu stören, gar nichts an. Die Versuchsperson überwand sehr bald die Wirkung des Opiums. Ich habe mehrere Opiumesser gekannt, namentlich einen Arzt, der täglich $^1/_2$ Drachme Opium in Substanz zu sich nahm. Bemerkbare Erscheinungen habe ich bei diesen Personen nicht wahrgenommen, und keine Antidota gegeben. Ich beschränke mich deshalb darauf, die Angaben anderer Schriftsteller hier zu wiederholen.

In Vergiftungsfällen muss man

1) das Opium von der Applikationsstelle, (aus dem Magen), zu entfernen suchen. Dies geschieht in schon oft besprochener Weise durch die Magenpumpe, Erregung von Erbrechen durch Zinkvitriol, Reizen des Schlundes etc. —

2) Die zurückgebliebenen Residuen des Giftes sind zu tilgen, z. B. mit Galläpfeldekokt, (℥j auf ℥vj Dekokt oder Infusum, davon stündlich bis halbstündlich 1 Esslöffel voll zu nehmen). Uebrigens bildet nach den neuern Untersuchungen die Gerbsäure mit den organischen Alkaloiden keinesweges eine, in den Verdauungssäften so unlösliche Verbindungen, wie Orfila annahm, sie ist also ein nur wenig zuverlässiges, und meist fehlschlagende Antidotum. —

3) Blutüberfüllungen des Gehirns und der Lunge, durch welche das Opium zu tödten und wornach Lähmung einzutreten pflegt, sind abzuhalten, und dieses geschieht durch kalte Umschläge oder Begiessungen des Kopfes, Ableitungen durch Abführmittel und Hautreize, Anwendung des Rotationsapparates auf die Athmungsmuskeln; durch Abhalten sämmtlicher Agentien, von denen wir Grund haben anzunehmen, dass sie den Congestionszustand zum Gehirn und zu den Lungen vermehren. Dies gilt namentlich von dem Alkohol, dem Campher und dem Kaffe. Ich weiss zwar sehr gut, dass man diese Mittel als Gegenmittel des Opiums angesehen hat; allein ich habe in der Literatur keinen einzigen Fall von Opiumvergiftung auffinden können, in welchem es mir wahrscheinlich geworden, dass die Lebensrettung der mit Opium Vergifteten von den genannten Mitteln abzuleiten gewesen wäre. Der Kaffe scheint der zu grossen Berücksichtigung eines einzigen Symptoms seiner Wirkung seinen Ruf als Antidotum gegen Opium zu verdanken. Opium macht Schlaf, Kaffe verscheucht den Schlaf. Man schloss daher auf eine entgegengesetzte Wirkung überhaupt, obgleich beide durch Congestion zum Gehirn oder zu den Lungen, oder zu beiden den Tod hervorbringen, und diesen will man bei Opiumvergiftungen vermeiden. Dass der Kaffe die Respiration, die Ausscheidung der Kohlensäure, und die Aufnahme des Sauerstoffs sehr beschränkt, habe ich durch genaue Versuche nachgewiesen. Es würde also dadurch bei hochgradiger Opiumnarkose schaden.

Auf die Beobachtung hin, dass Opium die Pupille verengert, die Belladonna sie erweitert, nahm man eine entgegengesetzte Wirkung Beider an, und empfahl bei Opiumvergiftung die Belladonna. Ich will den, zur Stütze dieser Annahme beigebrachten günstigen Beobachtungen durchaus nicht zu nahe treten; aber ich habe die Ueberzeugung nicht gewinnen können, dass die mit Opium Vergifteten ihre Lebensrettung der Belladonna zu verdanken hatten. Uebrigens beobachtet man in den höhern Stadien der Opiumvergiftung auch Pupillenerweiterung, und wäre dann die Belladonna zu vermeiden.

Dass Alkohol, Kaffe und Campher Gegenmittel gegen Opiumvergiftung seien, bedarf noch sehr des Beweises. Orfila behauptet ihre Nutzlosigkeit. —

Ob Blutentziehungen, namentlich aber der Aderlass bei Opium vergiftungen vortheilhaft oder nachtheilig seien, ob sie nicht etwa unheilbare Lähmung und den Tod verursachen, ist noch nicht ausgemacht. Es bestehen darüber grosse Meinungsverschiedenheiten.

§. 69. Behandlung der Alkohol-, Aether- und Chloroform-Vergiftung.

Die Behandlung der acuten Alkoholvergiftung, der Besoffenheit, ist zu bekannt, als dass ich hier näher darauf einzugehen brauchte. Tausende und Millionen von Fällen haben uns belehrt, dass der Organismus derartige Intoxikationen durch Naturthätigkeit, ohne einen Gran Arznei, ohne Antidotum überwindet. Der Alkohol wird ausgebrochen, der Rausch ausgeschlafen, und bei gutem Verhalten pflegt in 24 Stunden auch der Jammer beseitigt zu sein.

Ist die Besoffenheit ganz enorm, und fordert eine dringende Gefahr zum Handeln auf, so befolge man die im vorigen §. bei den Opiumvergiftungen unter Nr. 1 und 3 angegebenen Heilmethoden.

Um die Folgen der chronischen Alkoholvergiftung zu beseitigen, ist es vor allen Dingen erforderlich, den Genuss alkoholischer Getränke zu untersagen. Wie indessen die einzelnen Folgezustände der chronischen Alkoholvergiftung: Magengeschwüre, chronischer Magenkatarrh, Lebercirrhose, Bright'sche Nierendegeneration, Delirium tremens, Wassersucht, Dilatation des Herzens u. s. w., Zustände, welche oben §. 23 b, erwähnt sind, behandelt werden müssen, lehrt die specielle Therapie, und da die Aerzte, selbst angehende, mit dieser Behandlung schon vertraut sind, so darf ich sie hier übergehen.

In Betreff der Behandlung der Aether- und Chloroform-Narkose ist es sehr schwierig, zu festen Ansichten zu gelangen. Es hält sehr schwer, zu beurtheilen, wann die Chloroform- und Aether-Narkose einen lebensgefährlichen Grad erreicht habe, so dass man sich zu einem medicamentösen Eingreifen entschliessen müsse. Lebensgefährlich scheinende Narkose geht oft sehr rasch in Genesung über, und wenn nun irgend welche Arzneimittel angewandt wurden, so sind die Aerzte geneigt, diesen, und nicht der Naturthätigkeit den günstigen Erfolg zuzuschreiben, obwohl Tausende von hochgradigen Aether- und Chloroformnarkosen, die ohne arzneiliche Beihülfe in Genesung übergingen, beobachtet wurden.

Ein gutes Antidot gegen Aether und Chloroform, durch welches diese in unschädliche Verbindungen umgesetzt würde, gibt es nicht. Gäbe es auch ein solches, so würde kaum jemals Gebrauch davon gemacht werden können, da Aether und Chloroform meist durch die Lungen eingeathmet, oder, durch den Magen aufgenommen, sehr bald in das Blut übergeführt werden, woselbst es Antidotis nicht mehr zugänglich ist. —

Man hat die Ursache, weshalb Aether- und Chloroform-Einathmungen zuweilen raschen Tod hervorbringen, in verschiedenen Umständen, in Unreinheit des Präparats, völligem Abschluss der reinen atmosphärischen Luft zu den Lungen, Beengung des Athmens durch fest anschliessende Kleidung, kurz vorhergegangener reichlicher Mahlzeit, in zu stürmischer, oder zu langer Anwendung des Anästhetikums u. s. w. gesucht. Möglich ist es, dass jene Einflüsse von Nachtheil seien, und man hat sie deshalb zu vermeiden; mit Gewissheit hat sich aber nicht nachweisen lassen, dass in den vorgekommenen Fällen der tödtliche Erfolg von der muthmaasslichen Bedingung herzuleiten war.

Buchheim sagt in seinem Lehrbuche der Arzneimittellehre S. 400: „Sollten bei aller Vorsicht gefahrdrohende Symptome eintreten, so würde man das Chloroform sofort zu entfernen, den Kranken an die Luft zu bringen haben, und die Respiration durch künstliche Thoraxbewegungen, Lufteinblasen, Hervorziehen der Zunge u. s. w, wieder in Gang zu setzen suchen. Innerlich gegebene Medikamente, Riechmittel, Friktionen, Klystiere u. s. w. scheinen unter solchen Umständen ohne erheblichen Nutzen zu sein."

Duchenne hat von der Electricität dann gute Wirkung gesehen, wenn das Athmen fortdauerte. So lange indess das Athmen fortdauert, ist überhaupt der Zustand noch nicht hoffnungslos, denn eben durch die Respiration werden Aether und Chloroform aus dem Blute entfernt.

Einige gegen Chloroform- und Aether-Narkose empfohlene Mittel müssen hier noch erwähnt werden.

1) Einathmen von Sauerstoff. Man beabsichtigte damit mehr Sauerstoff als gewöhnlich in das Blut überzuführen, ohne zu bedenken, dass hiervon beim Menschen keinerlei Beweis geliefert worden. Im Gegentheil weisen Versuche nach, dass in einer Luft, der reiner Sauerstoff zugefügt worden, die Athemzüge seltener werden, so

dass dennoch nicht mehr Sauerstoff in das Blut tritt. Direkte und höchst genaue Untersuchungen von Regnault und Reiset haben gezeigt, dass in einer, grösstentheils aus Sauerstoff bestehenden Luft warmblütige Thiere weder mehr Sauerstoff aufnehmen, noch mehr Kohlensäure abgeben. Mit vielem Sauerstoff geschwängerte Luft reizt die Luftwege gar sehr, und gibt zu schlimmen Folgen Veranlassung. Ueberdies ist das Einathmen von Sauerstoff deshalb ein unpraktisches Mittel, weil, wenn eine Chloroformnarkose zum ärztlichen Handeln auffordert, unmöglich noch Zeit übrig ist, um Ingredienzien aus der Apotheke zu holen, und Sauerstoff zu entwickeln. Kann der Vergiftete noch so lange warten, so wird er sich schon von selbst erholen, und die Gefahr ist nicht sehr gross.

2) Einathmen von Aetzammoniak. Dieses hemmt die Respiration sehr, tödtet gar leicht durch Erregung von Stimmritzenkrampf, und würde also den in hochgradiger Chloroformnarkose Liegenden noch rascher tödten. Aehnliches gilt vom innern Gebrauche des

3) Liquor Ammonii caustici. Pringle empfiehlt denselben, und veröffentlichte in der Lancet II. 6. August 1856. zwei Vergiftungsgeschichten mit Chloroform, in denen er den Liquor ammonii caustici anwandte. Patient genas von der Chloroformnarkose, starb aber nach 48 Stunden an akuter Gastritis, also durch die Hülfe des Arztes, da wahrscheinlich die Chloroformnarkose von selbst vorüber gegangen sein würde. In dem andern Falle, in welchem dieselben Mittel gebraucht wurden, kam zwar der Kranke, trotz der Hülfe des Herrn Pringle mit dem Leben davon, litt aber noch 6 Tage lang in Folge dieser an akutem Magen- und Darmkatarrh und Blutabgang. Wie man bei solch' schlechten Erfolgen einer schlechten Behandlung, den innern Gebrauch des Ammoniaks, noch rühmen kann, ist mir unbegreiflich, und kann nur durch eine bei Aerzten sich zuweilen einstellende Krankheit, die „Mittelsucht", erklärt werden. —

4) Einführen verdünnter geistiger Getränke in den Magen mit der Magenpumpe. Diese wirken ähnlich, aber langsamer und nachhaltiger als Aether und Chloroform, müssen also die Wirkung dieser noch steigern. Mir scheint es rationell, den Aether und das Chloroform durch die Magenpumpe aus dem Magen so rasch wie möglich auszuführen, und irrationell, dem durch Aether und Chloroform Narkotisirten noch Spiritus einzuführen.

5) Lizars will $1^1/_2$ Drachme doppelt kohlensaures Natron und eine halbe Unze Kochsalz in die Armvene einspritzen. Jedermann kennt die grossen Gefahren solcher Ein-

spritzungen, so dass ich wohl nicht nöthig haben werde, gegen sie zu warnen. Ob

6) die Laryngotomie nachtheilig oder vortheilhaft sei, ist noch nicht ausgemacht. —

§. 70. Behandlung der Strychninvergiftung.

Ist das Strychnin in vergiftender Dosis eben erst in den Magen gelangt, so führe man es entweder durch die Magenpumpe, oder durch Brechmittel so rasch wie möglich aus. Beide Mittel sollen schaden, wenn schon Krämpfe eingetreten sind. In diesem Falle reicht man alle $^1/_4$ Stunde 1 Esslöffel voll Thierkohle mit Zuckerwasser, oder die Lugol'sche Jodlösung zu einem halben bis ganzen Theelöffel voll, oder die Gerbsäure zu einem halben Skrupel. Die Wirkungslosigkeit der beiden letzten Mittel ist wohl ausser Zweifel; ob aber die Thierkohle den ausgezeichneten Erfolg habe, wie Einige glauben, ist noch nicht ermittelt. —

Man rühmt auch das Opium. Ich habe 2 Fälle von Strychninvergiftung gesehen, und Opium dagegen angewandt. Ich sah keinen Nutzen von diesem sehr gerühmten Antidot, vielmehr nahmen die Zufälle mit jeder Dosis Opium an Heftigkeit zu. Wenn aus diesen 2 Fällen zwar nicht hervorgeht, dass das Opium bei Strychninvergiftung schädlich wirke, so darf ich doch daraus schliessen, dass es nicht in allen Fällen ein zuverlässiges, mitunter sogar höchst zweifelhaftes Gegenmittel ist, und nicht das Vertrauen verdient, welches ihm viele Aerzte zollen. —

Wenn man in der neuesten Zeit die Chloroforminhalationen gegen Strychninvergiftung empfohlen hat, so scheint man darauf ganz einseitig ein gar zu grosses Gewicht gelegt zu haben, dass Strychnin Krämpfe, Chloroform den entgegengesetzten Zustand, nämlich Lähmung macht, und man hat nicht bedacht, dass Strychnin und Chloroform gar oft durch Unterdrückung der Respiration, durch Erstickung tödten, möglicherweise also die Chloroforminhalationen den tödtlichen Ausgang der Strychninvergiftung beschleunigen. Mir ist auch kein Fall bekannt, in welchem durch Versuche an Menschen bewiesen worden, dass durch Chloroformeinathmung bei Strychninvergiftung ein günstiger Erfolg erzielt worden wäre. Dr. Pillwax fand, indem er mit Thieren experimentirte, dass die Chloroformeinathmungen bei Strychninvergiftungen nichts nützen; s. Wiener med. Wochenschr. 1857. No. 6. S. 96.

Ob kalte Begiessungen des Kopfes und des Rückenmarks, starke Ableitungen auf die Haut, vielleicht auch auf den Darm von Vortheil seien, könnte wohl einer sorgfältigen Prüfung unterworfen werden, da ich glaube, dass, wenn sie nicht nützen, sie auch keinen Schaden erwarten lassen. —

§. 71. Behandlung der Vergiftungen durch sogenannte scharfe Narcotica, Belladonna, Bilsenkraut, Tabak, Digitalis, Colchicum.

Gegenmittel, welche mit den höchst giftigen Alkaloiden oder den indifferenten Stoffen der genannten Pflanzen unlösliche oder der Gesundheit nicht nachtheilige Verbindungen eingehen würden, kennen wir nicht. Die Gerbsäure erzeugt zwar schwerer lösliche Verbindungen, die sich indessen bald wieder lösen und zur Wirkung gelangen. Es ist ihr also kein Vertrauen zu schenken. Erfahrungen über ihre unzweifelhaft günstige und heilsame Wirkung bei Menschen liegen keine vor. —

Uebrigens würde uns auch das beste chemische Antidot wenig, oder nur selten etwas nützen. Sind obige Stoffe eingenommen, so gelangt sehr selten sofort der Arzt zum Vergifteten, und dann wäre es am besten, durch Erregung von Erbrechen in schon oft besprochener Weise, oder durch die Magenpumpe das Gift rasch zu entfernen. —

Jene giftigen Stoffe werden schon nach wenigen Minuten in das Blut aufgenommen, und wir kennen kein Mittel, um es aus demselben zu entfernen. Auf den Applikationsorganen bringen sie, wie aus den §§. 25 bis 28 hervorgeht, keine solchen Erscheinungen oder pathologische Veränderungen hervor, die ein ärztliches Eingreifen erforderten, vielmehr treten sehr rasch heftige Fernwirkungen, vermittelt durch besondere Beziehungen zu gewissen Organen auf, die eine symptomatische Berücksichtigung verdienen. Ich habe inzwischen schon oben an verschiedenen Stellen Beispiele beigebracht, wie gefährlich und nachtheilig es sei, sich durch einzelne zu beschwichtigende Symptome zur Darreichung gewisser vermeintlicher Gegenmittel verleiten zu lassen, die kaum etwas Anderes, als einzelne scheinbar entgegengesetzte Symptome hervorrufen, im Grunde genommen aber die Intoxikation verschlimmern. Viele der scheinbar sehr dringenden Symptome bedürfen gar keiner arzneilichen Behandlung, die im Gegentheil oft schadet, da jene Symptome der Gegenwirkung gegen das Gift sind. Das Erbrechen, und der Durchfall z. B. sind oft theils Ausstossungsakte des eingenommenen Giftes, theils, wie namentlich das Abführen eine heilsame Ableitung und Verhütung der Blutcongestion zu den Lungen und zum Gehirn, durch welche die scharf narkotischen Gifte leicht tödten. —

Eine zu starke Reizung des Magens oder des Darms sucht man durch besänftigende, einhüllende Mittel, und kalte Umschläge auf den Bauch zu beseitigen.

Vor allen Dingen ist zu beachten, dass die scharfen Narkotika, gerade so wie das Opium, durch Blutüberfüllungen des Gehirns und der Lunge zu tödten pflegen. Ich verweise daher auf das, was ich auf S. 145 unter Nr. 3 gesagt habe.

Es erübrigt noch, über einige Mittel zu sprechen, die man früher und nicht selten auch jetzt noch, gegen Vergiftungen durch scharfe Narkotika angewandt hat und anwendet.

Sehr häufig wird der Essig gebraucht. Man gibt ihn entweder rein für sich, oder in Limonade. Nun gibt es aber wenig Mittel, durch welche die so höchst giftigen Alkoloide und indifferenten Stoffe, z. B. das Atropin, Colchicin*) und Digitalin besser, als durch Essigsäure gelöst, und aus den Blättern, Samen und Blumen ausgezogen werden. Was der Essig Nützliches wirken solle, ist gar nicht abzusehen, dass er aber oft geschadet habe, in hohem Grade wahrscheinlich und von Orfila durch Experimente bewiesen.

Alkohol, Kaffe, Campher und Ammoniakalien halte ich ebenso wenig für passende Gegenmittel gegen die scharfen Narkotika, als gegen Opium. Vom Campher hat dies Orfila durch Versuche an Thieren nachgewiesen.

§. 72. Behandlung der Vergiftung durch scharfe Gifte.

Chemische Gegengifte gegen sie haben wir nicht.

Sie erregen fast alle entweder Erbrechen oder Abführen, und sollten sie dadurch nicht schon entfernt worden sein, so schaffe man sie so schnell wie möglich aus dem Magen.

Entwickeln sich Entzündungen der Unterleibsorgane mit ihren Folgen, so schlage man diejenige Behandlung ein, welche oben, als ich von der Behandlung der Vergiftungen durch ätzende Substanzen gesprochen habe, gelehrt wurde.

Bei Cantharidenvergiftung ist der innere Gebrauch des fetten Oels nachtheilig, da sich in diesem das Cantharidin löst und so leichter zur Wirkung gelangt. Schroff hat dies durch genaue Versuche bewiesen. —

*) Colchicin ist nicht, wie man früher glaubte, ein Alkaloid, sondern, wie auch das Digitalin ein chemisch indifferenter Stoff. —

FSC
www.fsc.org
MIX
Papier | Fördert gute Waldnutzung
FSC® C083411

Kolibri 360 GmbH
Ferdinand-Jühlke-Straße 7
99095 Erfurt, Deutschland
produktsicherheit@kolibri360.de